Nie mehr zu früh!

Das Trainingsprogramm
zur Selbsthilfe bei vorzeitigem Samenerguss,
Ejaculatio praecox

Jan Aalstedt

Hinweis:

Das vorliegende Buch ist gewissenhaft erarbeitet worden. Dennoch erfolgen alle Angaben ohne Gewähr. Eine Haftung für eventuelle Nachteile oder Schäden, die aus den im Buch gemachten praktischen Hinweisen resultieren, kann weder vom Autor noch vom Verlag übernommen werden. Jegliche Haftung für Vermögens-, Personen- oder Sachschäden ist ausdrücklich ausgeschlossen.

Die in diesem Buch aufgeführten Informationen stellen keinen Ersatz für eine professionelle ärztliche oder psychologische Beratung, Untersuchung, Diagnose und Behandlung dar. Die aufgeführten Informationen dürfen nicht zur Eigendiagnose und Behandlung verwendet werden. Vor Beginn der Übungen ist die Unbedenklichkeit für die Gesundheit von einem Facharzt zu überprüfen und zu bestätigen, um Schäden für die Gesundheit auszuschließen.

Jan Aalstedt
Printed in Germany
Foto: dreamstime.com
Grafiken und Zeichnungen: Jan Aalstedt
Überarbeitete und ergänzte Neuauflage des Titels: Hilfe, ich komme zu früh!

ISBN 9783839126349

Inhalt

Nicht alle Menschen sind immer glücklich mit ihrem Sexualleben. Zeitlich begrenzte Probleme während des Geschlechtsverkehrs hatte so gut wie jeder Mann schon einmal in seinem Leben. Sei es, dass der Orgasmus zu früh eingesetzt hat oder ganz ausblieb. Auch den so genannten „Hänger" haben die meisten Männer schon einmal erlebt (obwohl die wenigsten dies zugeben würden). Nicht selten spielen äußere Umweltfaktoren hierbei eine Rolle. So ist Stress eine Hauptursache für sexuelle Probleme. Zu diesen negativen Faktoren zählen auch Alkoholkonsum, Medikamenteneinnahme, partnerschaftliche Probleme und viele mehr. Wenn der ursächliche Störfaktor beseitigt wird, normalisieren sich in der Regel die Sexualfunktionen wieder. Viele Männer haben diese Phänomene bereits an sich beobachtet. Sie gehören zu unserem Leben, obwohl sie eigentlich gesellschaftlich nicht präsent sind. Niemand spricht gerne darüber, dass es im Bett nicht immer so gut klappt – obwohl es fast allen öfters so ergeht.

Die Medien stilisieren einen perfekt funktionierenden Mann, der kaum der Realität entspricht. Sehen wir Filme, haben wir nie den Eindruck, dass in Liebes-, und Sexszenen jemals etwas schief läuft. Das weckt in vielen Menschen den Eindruck, vollkommen allein mit ihrem Problem zu sein. Ich kann Sie beruhigen: Je nach wissenschaftlicher Studie leiden etwa 20 bis 30 Prozent (!) aller Männer unter einem frühzeitigen Samenerguss. Unter Potenzstörungen leiden hingegen nur rund 10 Prozent. Der frühzeitige Samenerguss, medizinisch als *Ejaculatio praecox* bezeichnet, ist unter den Sexualstörungen des Mannes die Nummer Eins. Leider wird dieses Thema immer noch nicht so öffentlich behandelt, wie z.B. die Formen der Erektionsstörungen, die seit der Einführung von Viagra® zum Teil „fernsehtauglich" geworden sind.

Eine gute Nachricht vorweg: Der vorzeitige Samenerguss gehört zu den Sexualstörungen, die beste Heilungsaussichten haben!

Im weiteren Text ist der Einfachheit halber die Rede von der „Partnerin". Natürlich haben auch Homosexuelle mit dem vorzeitigen Samenerguss zu kämpfen. Um Ihnen die aufwändigen Dopplungen „Partner/Partnerin" zu ersparen, verwende ich hauptsächlich den Begriff „Partnerin" für den Sexualpartner. Natürlich können Sie als homosexuelles Paar die Übungen ebenso ausführen. Viele Übungen sind so abwandelbar, dass sie auch mit einem männlichen Partner praktiziert werden können.

Dieses Buch soll Ihnen eine Hilfe sein, sich über die Formen des vorzeitigen Samenergusses zu informieren. Es informiert Sie über alle gängigen Therapieformen und die verschiedenen Methoden, die als Selbsthilfe durchgeführt werden können. Die Methoden und Übungen, die nachfolgend beschrieben werden, ersetzen aber nicht den Gang zum Urologen. Um organische Ursachen auszuschließen sollten Betroffene sich unbedingt vorher untersuchen lassen. Das Buch dient also Betroffenen dazu, sich zu informieren, die Möglichkeiten und Chancen einer Therapie abzuschätzen und endlich aus dem Tal des Schweigens auszubrechen. Es beschreibt Übungen und Techniken, die Betroffenen Ansatzpunkte und Hilfe sein können, sich selbst zu helfen und ihr individuelles Problem zu lösen. Es soll auch denen als Motivation dienen, die sich bis jetzt nicht aktiv mit Ihrem Problem auseinandergesetzt haben.
Viele Männer, die schon länger unter vorzeitigem Samenerguss leiden, befinden sich in einem psychischen Teufelskreis. Sie versuchen mit großer Anstrengung ihr Problem selbst, durch vom Orgasmus ablenkende Gedanken in den Griff zu bekommen. Sie denken nun während dem Sex an alles andere als an Sex. Hier wird in der Literatur oft der Begriff „Schwiegermuttergedanken“ verwendet, der die Bemü-

hungen der Betroffenen deutlich macht, an alles andere, nur nicht an etwas Schönes zu denken. Die ablenkenden Gedanken haben aber oft einen negativen Nebeneffekt: Die Erektion des Penis lässt nach und die Betroffenen haben nun mit einem zweiten Problem zu kämpfen. Trotzdem kommen sie mit nicht ganz steifem Penis immer noch zu früh. Der Spaß beim Sex sinkt rapide, das Selbstwertgefühl nimmt durch stetige Misserfolge immer weiter ab, partnerschaftliche Spannungen entstehen und geben den Betroffenen erst recht das Gefühl, Versager zu sein.
Viele Männer empfinden den Druck und die Anspannung, die das Thema Sex bei Ihnen nun verursacht, als so unerträglich, dass sie sich lieber in Enthaltsamkeit üben. Sie führen nun ein Leben ohne körperlichen Sexualkontakt. Dadurch verschlimmert sich ihre partnerschaftliche Situation immer mehr, da ihre Partnerin sich nicht mehr begehrenswert fühlt. Ein Teufelskreis entsteht.
Um zu verstehen, was im männlichen Körper beim Orgasmus überhaupt abläuft, betrachten wir erst einmal die Anatomie des Penis und den damit verbundenen Weg der Samenflüssigkeit. Wir lernen die Formen der *Ejaculatio praecox* kennen und wenden uns den gängigen Therapieformen zu. Anschließend werden einige Übungsmethoden und Techniken zur Selbsthilfe beschrieben.

Der Penis und der Weg der Samenflüssigkeit

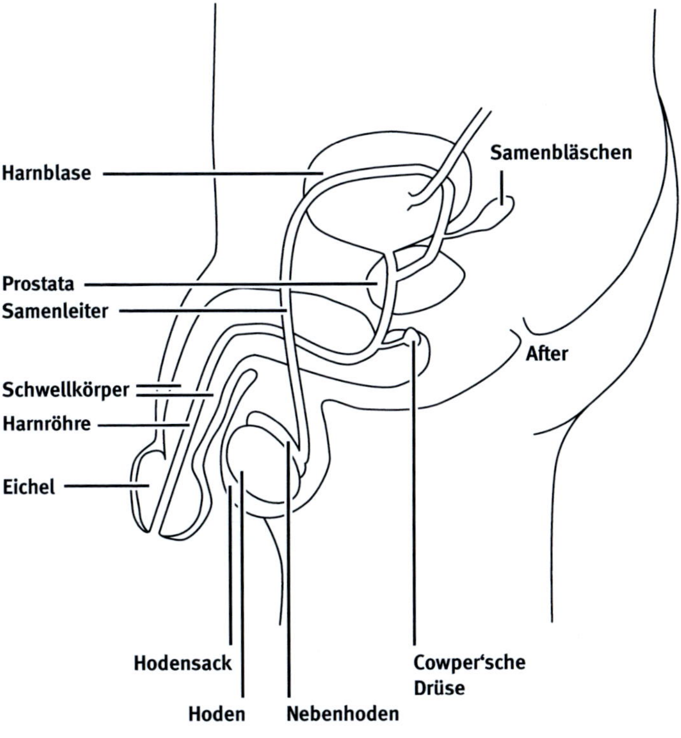

Abb. 1
Schemazeichnung der männlichen Sexualorgane

Der Penis und der Hodensack sind die äußeren Geschlechtsmerkmale des Mannes. Hoden und Nebenhoden werden als die inneren Geschlechtsmerkmale bezeichnet (s. Abb 1).

Der Penis besteht aus drei Schwellkörpern. Die Harnröhre befindet sich in der Mitte. Sie befördert den Urin aus der Blase und das Ejakulat – die Samenflüssigkeit.

Eine Erektion des Penis entsteht dadurch, dass sich die zwei Schwellkörper an den Seiten, sowie ein weiterer Schwellkörper an der Unterseite des Penis mit Blut füllen. Eine Erektion geschieht in der Regel bei sexueller Erregung, kann aber auch während des Schlafes oder bei gefüllter Blase auftreten.

Die Eichel bildet die Spitze des Penis. In der Mitte der Eichel befindet sich der Ausgang der Harnröhre. Die Vorhaut bedeckt in schlaffem Zustand des Penis normalerweise die Eichel. Die Eichel ist mit der Klitoris, dem Kitzler der Frau, zu vergleichen. Sie füllt sich bei sexueller Erregung mit Blut und tritt bei der Erektion hervor. Die Eichel ist die sensibelste Stelle des Penis. Aus kulturellen, religiösen oder medizinischen Gründen (z.B. bei Vorhautverengung) wird bei einigen Männern eine teilweise oder gänzliche

Beschneidung der Vorhaut durchgeführt. Der vorzeitige Samenerguss kann aber nicht – wie oft fälschlicherweise angenommen – durch eine Beschneidung des Penis beseitigt werden. Eine Beschneidung hat nach heutigem Wissenstand keinen Einfluss auf die Sexualität des Mannes. Sie ist also ebenso wenig Ursache für einen vorzeitigen Samenerguss.

Die Länge des Penis beträgt in schlaffem Zustand etwa sechs bis zwölf Zentimeter, in erigiertem (steifem) Zustand etwa 12 bis 18 Zentimeter. Die Größe sagt jedoch nichts über seine Funktion aus, da sich die Scheide der Frau der Größe des Penis anpasst. Eine Befriedigung der Frau ist sowohl mit kleinem als auch mit großem Penis möglich. Die Größe nimmt keinen wesentlichen Einfluss auf die Qualität der Sexualität. Guter Sex ist demnach keine Frage der Penislänge. Die heute in Mode gekommenen medizinischen Verlängerungen des Penis auf Patientenwunsch bedienen eher psychische Minderwertigkeitsgefühle der Betroffenen. Ihnen wird suggeriert, dass sie nur mit einem mächtigen Glied attraktiv und somit hundertprozentig sexuell leistungsfähig seien. Wie alle Schönheitsoperationen sind auch die Penisverlängerungen inzwischen ein großer Markt. Ob sie sinnvoll sind, lasse ich dahingestellt. Oft würde eine Steigerung des Selbstbewusstseins genügen, um die Fixierung auf die Länge des guten Stücks wieder zu normalisieren.

Die Hauttasche unterhalb des Penis wird als Hodensack *(Skrotum)* bezeichnet. Er nimmt die Hoden auf. Zur Samenproduktion wäre die Temperatur im Körperinneren des Mannes zu hoch. Deshalb wurden die Hoden vom Körper ausgelagert. Samenstränge führen vom Hoden in den Penis. Bei sexueller Erregung spannt sich die Haut eng um die Hoden und hebt sie an. In den Hoden werden die Spermien und diverse Hormone gebildet. Sind die Spermien ausgereift gelangen sie in die Nebenhoden.

Hoden und Harnröhre werden durch die Samenleiter verbunden. Sie verlaufen durch den Leistenkanal in den Bauchraum. Die Samenbläschen produzieren eine Nährlösung für die Spermien und schleusen sie zusätzlich in den Samenleiter ein. Nun verläuft der Samenleiter durch die Prostata, die dem Ejakulat weitere Flüssigkeit zugefügt. Unter der Blase des Mannes münden die Samenleiter in die Harnröhre. Von dort gelangt das Sperma in den Penis und tritt dann an der Öffnung der Eichel aus. Ungefähr vier Milliliter Samenflüssigkeit werden beim Samenerguss ausgeschüttet.

Was genau versteht man unter dem vorzeitigen Samenerguss?

Die medizinische Definition des vorzeitigen Samenergusses ist laut Pschyrembel, Klinisches Wörterbuch: „Die Bezeichnung für die unbefriedigende Kontrolle des Mannes über den Zeitpunkt seines Orgasmus."

Fast alle Männer haben schon einmal einen frühzeitigen Samenerguss erlebt. In der Pubertät, beim ersten Geschlechtsverkehr oder beim Sex mit einer neuen Partnerin kommt es häufig zum vorzeitigen Samenerguss. Gerade beim „Ersten Mal" kommen fast alle Männer zu früh. Auch wenn lange Enthaltsamkeit zwischen den einzelnen Sexualkontakten geübt wird, kann es anfänglich zum vorzeitigen Erguss kommen. Diese Varianten sind zwar genau genommen auch verfrühte Orgasmen, als krankhaft sind sie jedoch nicht zu bezeichnen. Sie sind meist die Regel. Bei ersten sexuellen Erfahrungen sind die Erregung und die Anspannung so groß, dass Männer oft zu früh kommen. Bei regelmäßigerem Sexualverkehr verschwindet das Problem meist von selbst wieder. Die Männer lernen ihren Orgasmus besser zu kontrollieren. Oft berichten Männer über eine außerordentliche Erregung beim „Ersten Mal". Diese Erregung reduziert sich im Verlauf von mehreren regelmäßig stattfindenden Orgasmen auf ein normales Maß. Der Orgasmus findet nun kontrolliert statt.

Als Sexualstörung kann man den vorzeitigen Orgasmus erst dann bezeichnen, wenn er regelmäßig auftritt. Folgende Faktoren weisen darauf hin:

1. Regelmäßige vorzeitige Ejakulation bei regelmäßig stattfindendem Geschlechtsverkehr.

2. Der Zeitpunkt des Samenergusses kann vom Mann nicht willentlich beeinflusst werden. Er kommt schon vor dem Geschlechtsverkehr, d.h. vor dem Eindringen in die Partnerin, er kommt während des Eindringens oder er kommt so kurz nach dem Eindringen des Penis, dass dies als zu früh empfunden wird.

Was bedeutet „zu früh"?

Die empfundene Dauer des Geschlechtsverkehrs wird in der Literatur mit 4 - 12 Minuten angegeben. Ob ein frühzeitiger Orgasmus vorliegt kann aber nicht in Minuten und Sekunden gemessen werden. Nur ungefähre Zeitwerte und die Empfindungen des Mannes lassen weitere Rückschlüsse zu.

Eine Studie der urologischen Klinik im Klinikum der Universität zu Köln (Aktuell. Urol. 32, 2001, 435) bringt etwas Licht ins Dunkel: 15 Testpersonen mit *Ejaculatio praecox* wurden mit 15 gesunden Personen, sowie mit 15 Urologen verglichen. Die Stoppuhr hielt dabei immer die Partnerin in der Hand. Eine Teilnahmebedingung war, dass die Paare schon mindestens zwei Jahre zusammen lebten. Das Ergebnis ist erstaunlich: Die Männer in der Gruppe mit vorzeitigem Samenerguss hatten ihren Orgasmus im Durchschnitt nach 2 Minuten und 32 Sekunden. Die als gesund eingestufte Testgruppe brachte es aber (nur) auf 3 Minuten und 1 Sekunde! Selbst bei den Urologen, die ja mit sexuellen Themen und Praktiken vertraut sind, stellte sich der Orgasmus bereits nach durchschnittlich 5 Minuten und 58 Sekunden ein. Dr. Sommer, der Leiter der Studie, schließt daraus, dass die gemessene

Dauer des Geschlechtsverkehrs nicht das eigentliche Leiden der Betroffenen sei. Vielmehr spielten andere Faktoren eine Rolle. Zu diesen Faktoren zählten nach seiner Auffassung z.B. die Erwartungshaltung der Partnerin und die fehlende Körperkontrolle.

Wir schließen also daraus, dass die mit der Stoppuhr gemessene Dauer des Geschlechtsverkehrs kaum weitere Rückschlüsse zulässt. Viel wichtiger scheint das subjektive Empfinden der Zeitspanne zu sein. So empfindet der „gesunde Mann“ drei Minuten als normal und ist befriedigt, während der am vorzeitigen Samenerguss leidende Mann diese gleichen drei Minuten als zu kurz und deshalb als unbefriedigend einstuft. Der mit der Stoppuhr gemessene Wert ist nämlich bei weitem nicht mit dem Zeitgefühl der Personen vergleichbar. Die meisten Männer und auch Frauen denken, sie hätten länger Sex als dies in Wirklichkeit der Fall ist. In der beschriebenen Studie wird der Unterschied deutlich:

Gemessene Dauer in Wirklichkeit:
2 Minuten und 50 Sekunden.
Zeitempfinden des Mannes:
4 Minuten und 31 Sekunden.
Zeitempfinden der Frau:
5 Minuten und 33 Sekunden.

Wir kommen nicht gleichzeitig. Ist das *Ejaculatio praecox*?

Der vorzeitige Samenerguss ist ebenso nicht gleichzusetzen mit der Unzufriedenheit über einen nicht gleichzeitig stattfindenden Orgasmus während des Sexualverkehrs. Zeitlich vor oder nach der Partnerin zu kommen ist quasi für Männer der Normalfall, da die Geschlechter auf unterschiedliche Reize reagieren und die Erregungskurven bis zum Höhepunkt nicht immer parallel verlaufen. Außerdem wirkt manches beim Mann stimulierend, z.B. wenn sich der Penis in der Scheide bewegt, für die Frau wird das aber erst genauso schön, wenn ihre Klitoris auch dabei stimuliert wird. Was also für den einen beim Geschlechtsverkehr sehr erregend wirkt, muss noch lange nicht für den anderen gelten. Das gleiche gilt natürlich auch für andere Reize, die Frauen und Männer als unterschiedlich stark erregend einstufen. Eine zu große Erwartungshaltung der Partnerin an den Mann oder des Betroffenen an sich selbst kann jedoch zu vorzeitigem Samenerguss führen. Der Mann kommt nun aufgrund der Stresssituation regelmäßig zu früh.

Für einen gleichzeitigen Orgasmus von Mann und Frau ist beiderseits viel Einfühlungsvermögen nötig. Was macht besonders an? Welche Zonen sind besonders erregbar, welche nicht? Auf welche Reize reagiert der Partner? Das sind alles Fragen, die nur in einer längeren Sexualbeziehung beantwortet werden können. Beim One-Night-Stand einen gleichzeitigen Orgasmus zu erreichen ist für viele Menschen unmöglich weil sie sich einfach nicht genau genug kennen. Vielfach ist die starke Fixierung auf den gleichzeitigen Orgasmus geradezu lusttötend. Ein erfülltes und glückliches Sexualleben ist auch mit zeitlich versetzten Orgasmen möglich. Viele Paare entwickeln eine Art Ritual, in welcher Reihenfolge und auf welche Weise sie kommen. Sie genießen es, den anderen während seines Orgasmus zu erleben, und dann selbst von ihm stimuliert zu werden. Alles was den Partnern Spaß macht, ist erlaubt – und wenn der Orgasmus nicht gleichzeitig stattfindet, aber der Sex trotzdem für beide befriedigend ist, sollte aus dieser Angelegenheit kein Problem gemacht werden.

Ist der vorzeitige Samenerguss eigentlich ein psychisches (geistiges) oder physisches (körperliches) Problem?

Die Ursachen für den regelmäßig zu früh einsetzenden Orgasmus sind wissenschaftlich nicht ganz geklärt. Ebenso psychische wie physische Faktoren können Auslöser der *Ejaculatio praecox* sein.

Als eine der möglichen Erklärungen wird die zu schnelle Reaktionszeit der Nerven im Bereich der Beckenmuskulatur angesehen. Ist das Problem auf diese Ursache zurückzuführen, haben Betroffene meist schon mit einfachen Übungen wie der „Start-Stop-Methode", der „Squeezing-Methode" oder dem Beckenbodentraining Erfolg, ihren Samenerguss zeitlich besser zu kontrollieren (Alle Trainingsmethoden werden anschließend ausführlich beschrieben). Auch können leicht betäubende Salben, die vor dem Geschlechtsverkehr auf den Penis aufgetragen werden oder Medikamente helfen. Eine Behandlung ohne Medikamente ist aber schon aufgrund der Nebenwirkungen vorzuziehen. Sie muss auf jeden Fall mit dem Arzt individuell abgeklärt werden! Auch eine psychotherapeutische Behandlung in Kombination mit einer begleitenden medikamentösen Therapie ist möglich und kann zum

Erfolg führen. Eines steht fest: Die Chance *Ejaculatio praecox* zu heilen ist sehr gut. Sie müssen nur selbst den Anfang machen. Es spricht nichts dagegen, die hier beschriebenen Übungen in Eigenregie durchzuführen und an sich selbst ohne therapeutische Anleitung zu arbeiten. Nicht alle Menschen brauchen gleich die Hilfe eines Therapeuten, um den vorzeitigen Samenerguss in den Griff zu bekommen. Berichte Betroffener zeigen, dass eine „Selbsthilfe“ zum Erfolg führen kann. Sind Sie gesund – und das sollten Sie vorher einmal beim Urologen überprüfen lassen – sind die hier beschriebenen Übungen weder gefährlich noch gesundheitsschädlich. Sie vermitteln Ihnen Stressabbau, Körpergefühl und vor allem einen sensibleren partnerschaftlichen Umgang. Viele der Übungen sind genau aus diesem Grund Partnerübungen. Leiden Sie an *Ejaculatio praecox*, leidet Ihre Partnerin unwillkürlich mit. Es ist für sie nicht leicht, mit Ihrem Leiden konfrontiert zu sein und nicht zu wissen, wie sie sich Ihnen gegenüber verhalten soll. Wirken Sie dem entgegen, indem Sie Ihre Partnerin in Ihr Problem einweihen und es nicht totschweigen!

Schon alleine die offene Kommunikation mit ihrer Partnerin ist für eine Vielzahl Betroffener der entscheidende Schritt, sich zu entspannen, negativen Stress abzubauen und damit den vorzeitigen Samenerguss zu bekämpfen. Sich mit der Partnerin über intime Details zu unterhalten, ist für viele Männer sehr schwierig. Sie klammern sexuelle Themen prinzipiell aus ihren Unterhaltungen aus, leiden aber an verschwiegenen unerfüllten sexuellen Wünschen. Trauen Sie sich, mit Ihrer Partnerin Ihr Problem zu erörtern! Nur wenn Sie kommunizieren, werden Sie auch in der Intimität näher zusammen finden und eine größere Harmonie erlangen. Sie wirken alleine dadurch schon der *Ejaculatio praecox* entgegen.

Kann die *Ejaculatio Praecox* auch auf einer organischen Krankheit beruhen?

Bevor Sie mit den Übungen beginnen, sollten Sie sich trotz der unangenehmen Situation von einem Urologen untersuchen lassen. Denn auch organische Krankheiten wie z.B. Entzündungen oder Krebs können die Kontrolle der Sexualfunktionen stören oder unmöglich machen. Der Urologe kann bei seiner Untersuchung diese (seltenen) Fälle ausschließen und Ihnen Vorschläge zur weiteren Vorgehensweise machen oder Sie an einen empfehlenswerten Sexualtherapeuten verweisen. Vor dem Start einer psychologischen Behandlung oder einer Therapie in Eigenregie also erst einmal zum Urologen! Nur so kann eine Fehlfunktion aus körperlichen Gründen ausgeschlossen und die Ursachen der Sexualstörung besser eingegrenzt werden.

Welche psychischen Faktoren spielen beim vorzeitigen Orgasmus eine Rolle?

Psychische Faktoren, die zum frühzeitigen Orgasmus führen, können folgender Art sein: Stress bei der Arbeit oder im familiären Umfeld. Auch Depressionen können ein Grund sein. Sind Männer geistig mit einem großen Problem beschäftigt und angespannt, fehlt ihnen die notwendige Konzentration auf den sexuellen Akt. Oft denken Männer an ganz andere Dinge, während ihr Körper eher in Selbstkontrolle Sex ausübt. Betroffene haben also große Probleme überhaupt die notwendige Konzentration für ihren Orgasmus und die damit verbundene Steuerung des Orgasmus zu erreichen. Stress kann sowohl die Ursache von Erektionsproblemen als auch von vorzeitigem Samenerguss sein. Stress ist auch nicht nur als Arbeitsstress zu verstehen. Oft spielt auch der „Sexstress" eine große Rolle: z.B. setzen sich Betroffene mit ihren eigenen Gedanken oft selbst unter Druck („Jetzt muss es einfach klappen!", „Ich bin doch kein Schlappschwanz!", etc.), sodass sie schon alleine wegen des bevorstehenden Sex unter massiven Stresssymptomen leiden. Funktioniert es dann erneut nicht, haben viele Betroffene noch größeren negativen Stress und auch Ängste, komplett zu versagen. Der Teufelskreis schließt sich.

Unter den psychologischen Faktoren spielt auch die Partnerbeziehung eine wesentliche Rolle. Die Ausklammerung der Sexualität aus der Kommunikation mit dem Partner schlägt immer negativ zu Buche. Männer, die mit ihren Partnerinnen nicht über Sex reden, haben es sehr schwer, die Vorlieben des anderen zu beurteilen. Ist das Thema Sexualität in den Gesprächen der Partner vollkommen ausgeklammert, können auch hier die Ursachen für einen frühzeitigen Orgasmus liegen. In diesem Fall kann eine Paartherapie weiter helfen. In dieser Therapie unter Anleitung eines Sexualtherapeuten können beide den Umgang mit dem Thema Sex lernen und ihre Hemmungen abbauen, wenn sie sich alleine nicht trauen oder nicht wissen, wie sie dieses Thema überhaupt angehen können.
Ein weiterer psychologischer Faktor in der Partnerschaft ist die Spannung innerhalb der Beziehung. Nachgewiesen ist z.B., dass sich auch Streit und Konflikte in der Partnerschaft als mögliche Ursachen der sexuellen Störung herausstellen können.

Als tiefer liegende psychologische Ursachen des vorzeitigen Samenergusses sind zusätzlich die Krankheitsbilder der manischen Depression und des krankhaften Stresssymptoms zu nennen. Auch nicht verarbeitete Traumata können bei der frühzeitigen Ejakulation eine Rolle spielen. Sollten Sie bereits in psychotherapeutischer Behandlung sein, sprechen Sie Ihren Therapeuten auf das Problem an. Die Einnahme von Psychopharmaka kann ihr Sexualempfinden zudem verändern (s. nächstes Kapitel).

Können Medikamente eine Ursache sein?

Plötzlich auftretender vorzeitiger Samenerguss kann durch die Einnahme von Medikamenten verursacht sein. Falls Sie erst seit der Einnahme eines neu verschriebenen Medikamentes unter sexuellen Störungen leiden, sprechen Sie mit Ihrem Arzt! Er kann Ihnen eventuell ein anderes Präparat verschreiben, das bei Ihnen nicht diese Nebenwirkungen hervorruft. Insbesondere Psychopharmaka (Antidepressiva etc.) können die sexuelle Kontrollfähigkeit beeinflussen. Nehmen Sie Präparate dieser Art ein, sollten Sie das weitere Vorgehen mit Ihrem behandelnden Arzt besprechen und ihm Ihr Problem schildern. Er kann Ihnen unter Umständen vergleichbare Präparate verschreiben, die Ihre Sexualfunktionen weniger beeinflussen. Setzen Sie aber keine Medikamente in Eigenregie ab!

Die falschen Erwartungen an die Manneskraft

Jeder von uns kennt sie: Die klassischen Pornofilme. Durchtrainierte und solariumgebräunte Darsteller vollbringen ihr Handwerk mit großer Ausdauer. Meist über eine halbe Stunde und länger erstreckt sich ihr Sexualverkehr, solange bis alle überhaupt möglichen Stellungen, seien sie auch noch so unbequem, abgeklappert und alle Körperöffnungen der Partnerinnen penetriert worden sind. Die Orgasmen scheinen meist zeitgleich mit denen der laut schreienden Partnerinnen stattzufinden.

Diese Filme sind nicht alle zu verteufeln, aber sie setzen in vielen Männern den Irrglauben fest, dass Sex genau so funktionieren muss. Sie vergessen dabei, dass die „Hänger“ der Darsteller natürlich nicht gezeigt werden und dass für aufwändigere Produktionen meist tagelang gedreht wird. Aus mehreren Tagen werden einzelne Einstellungen zu einem riesigen „Megafick“ zusammen geschnitten. Alle Männer – auch die Darsteller von Pornofilmen – haben Schwierigkeiten, ihren Penis über lange Zeit erigiert zu halten. Irgendwann ist bei jedem Mann die Leistungsgrenze erreicht und der Penis wird wieder schlaff – selbst bei Profis. Der Penis braucht nun einige Stunden Zeit, bis er wieder zur Höchstform auflaufen kann. Die Darstellerinnen spielen Ihren Orgasmus hingegen in den meisten Fällen vor – eben damit es so aussieht, als ob sie zeitgleich oder kurz vor ihren Partnern kommen.

Pornofilme spiegeln aus diesen Gründen keinesfalls die Realität ab. Sie sind Produkte, die hauptsächlich der Befriedigung des Zuschauers dienen. Da Männer vornehmlich auf visuelle Reize reagieren, sind Pornofilme die besten „Scharfmacher“, die je erfunden wurden. Nur sollten sich die Konsumenten dieser Filme nicht mit den Darstellern vergleichen! Und sie sollten sich schon gar nicht zum Ziel setzen, ein ebensolches Pensum während ihres eigenen Sexualverkehrs abzuarbeiten! Stress ist Gift für einen selbstbestimmten Orgasmus! Ein zu hoher Erwartungsdruck an die Ausdauer des Mannes wirkt sehr negativ. Durch Versagensängste verschlimmert sich das Problem so immer mehr. Nur geistige Entspannung und angstfreie Zustände führen zu längerem Sex. Nicht umsonst sind Entspannungsübungen im Tantra und im Kamasutra aus der Geschichte überliefert. Meditation, Körperkontrolle und Entspannungsübungen bilden die Grundlage dieser Sexualpraktiken, die den Orgasmus bei geübten Männern auf über 30 Minuten hinauszögern können.

Sex wird von jedem Menschen individuell unterschiedlich empfunden. Es ist nicht förderlich, sich zum Ziel zu setzen, ihn nach einem ganz bestimmten Muster ablaufen zu lassen. Diese Erwartungen werden meist nicht erfüllt. Enttäuschungen und Frustrationen sind die Folge.
Auch in Hollywoodfilmen sind Liebes- und Sexszenen geradezu perfekt und geschönt dargstellt. Nie gibt es dort klemmende Reißverschlüsse, schüchternes Herantasten, zu frühes Kommen, Versagen, Spermaflecken, etc. Meist treffen perfekt funktionierende Protagonisten aufeinander. Ihre Körper agieren in Harmonie und kommen selbst beim ersten Mal gleichzeitig. Sie wissen immer sofort, wie der Körper des anderen Geschlechts funktioniert. Schon alleine die Tatsache, dass es bei Filmflirts so schnell zum ersten Kuss kommt, entspricht kaum der Realität. Männer, die ohne eindeutige Signale ihrer Flirtpartnerinnen sofort zum Kuss ansetzen und sie dadurch verführen können, sind in Wirklichkeit ebenso die Minderheit. Diese künstlichen Bilder der Sexualität mögen das Idealbild der Menschen sein – auf das tägliche Leben lassen sie sich allerdings nicht übertragen.

Behandlungsmethoden bei vorzeitigem Samenerguss

Der vorzeitige Samenerguss ist, genau wie die Impotenz auch, in der heutigen Gesellschaft immer noch ein Tabuthema. Selten trauen sich Männer überhaupt zum Arzt. Die Scham der Betroffen ist so groß, dass sie mit ihrem Problem ungern zu „unbekannten" Ärzten oder Psychologen gehen. Sie sind sich nicht sicher, ob ihr Problem auch als solches erkannt wird oder ob sie mit dieser „Lappalie" überhaupt vom Arzt ernst genommen werden. Je länger sie jedoch abwarten und je öfter sie Misserfolge beim Sex haben, desto größer wird die innerliche Anspannung. Aus dem vorzeitigen Samenerguss wird so oft ein chronisches Krankheitsbild, das zu Schwierigkeiten in der Partnerschaft und damit verbunden zu einem großen Leidensdruck führt, der die Betroffenen stark belastet. Nicht selten wählen Männer einen nahe liegenden Ausweg um dieser Situation zu entfliehen: Sie üben Enthaltsamkeit in ihrem Sexualleben. Dies führt dann unweigerlich zu Spannungen mit der Partnerin. Sie fühlt sich abgewiesen, ungeliebt und nicht mehr begehrenswert.

Haben Sie das Gefühl, dass Sie unter vorzeitigem Samenerguss leiden, nehmen Sie sobald wie möglich professionelle Hilfe in Anspruch! Ein Urologe ist anfänglich der beste Ansprechpartner. Findet er keine organischen Ursachen, kann er ihnen eine Therapieform empfehlen, die für Sie geeignet ist.

An dieser Stelle ist noch zu erwähnen: Viele Männer fühlen sich bei ihrem Urologen sehr unwohl. Dass das auch daran liegen kann, dass einem der betreffende Arzt schon beim ersten Anblick unsympathisch ist, betone ich aus gutem Grund. Nutzen Sie deshalb die Freiheit: Gehen Sie zu einem Arzt, zu dem Sie volles Vertrauen haben. Sie haben ein Problem, dass Sie vielleicht noch nicht einmal mit Ihrem besten Freund oder Ihrer Partnerin erörten. Es handelt sich um eines der intimsten Dinge, die es überhaupt gibt! Ein peinliches schamhaftes Gefühl ist dabei normal. Vertrauen und Verständnis, sind deshalb die Grundvoraussetzungen für eine gute Arzt-Patient-Beziehung und eine erfolgreiche Therapie. Wenn Sie sich unwohl fühlen und sich der Arzt für Sie keine Zeit nimmt, ist dies kein gutes Zeichen. Selbst wenn Sie schon im Wartezimmer sitzen – Sie haben ein Recht darauf, Ihren Arzt frei zu wählen, aufzustehen und die Praxis oder den Behandlungsraum wieder zu verlassen! Es gibt genügend Ärzte, die darauf warten, Sie als neuen Patienten zu begrüßen, Sie verbindlich und einfühlsam zu betreuen und dabei keinen gehetzten Eindruck machen. Besonders unter älteren Männern ist das Obrigkeitsdenken immer noch sehr ausgeprägt. Alleine der geführte Doktortitel scheint für viele Patienten schon der Garant für Kompetenz zu sein. Dem ist bei weitem nicht so: Ärzte sind Dienstleister und keine Götter in Weiß. Sie müssen viel Geld für eine Behandlung bezahlen – legen Sie deshalb Wert auf eine zufrieden stellende Behandlung!

Natürlich gibt es auch unzählige Männer und Paare, die das Problem der frühzeitigen Ejakulation selbst durch Übungen, Gespräche usf. in den Griff bekommen haben. Was Sie also tun – ob Sie gleich zu einem Therapeuten gehen oder Ihr Problem erst einmal selbst in Angriff nehmen – bleibt natürlich Ihnen überlassen. Das Wichtigste ist, dass Sie überhaupt damit beginnen.

Die erste Frage, die sich Betroffene selbst stellen müssen und die oft sehr viel Unsicherheit erzeugt, ist, ob sie überhaupt an der *Ejaculatio praecox* leiden. Da der vorzeitige Samenerguss hauptsächlich auf psychische Ursachen zurückzuführen ist, fällt die Diagnose nicht so leicht wie es scheint. Er kann nicht in Minuten und Sekunden gemessen werden. Es gibt als Richtwerte nur ungefähre Zeitangaben und die Empfindungen des Mannes, die weitere Rückschlüsse zulassen.

Folgende Punkte helfen, den vorzeitigen Samenerguss zu erkennen:

1. Die Dauer, die ein Mann tatsächlich bis zum Samenerguss braucht, stimmt fast nie mit der empfundenen Dauer überein. Deshalb sind geschätzte Zeitwerte eher irreführend.

2. Die Empfindung, die ein Mann während des Geschlechtsverkehrs hat gibt eher Auskunft: Laut Definition ist dies die Unzufriedenheit des Mannes, wenn er entweder vor, während oder kurz nach dem Eindringen kommt. Er kann die Ejakulation nicht willentlich beeinflussen und kommt sofort.

3. Der vorzeitige Samenerguss tritt mehrere Wochen lang auf, obwohl regelmäßig Sex praktiziert wird.

4. Der vorzeitige Samenerguss darf nicht mit einem im äußersten Erregungszustand erlebten Orgasmus, wie er zum Beispiel beim ersten Sex oder in einer neuen Partnerbeziehung stattfinden kann, verwechselt werden. Dies sind ganz normale Reaktionen. Das

gleiche gilt auch für den Fall, wenn sehr lange Zeitspannen zwischen den einzelnen Sexualkontakten liegen. Hier kommen viele Männer zu früh, weil sie stärker erregt sind.

Generell gilt: Je früher fachliche Hilfe in Anspruch genommen wird und/oder die folgenden Methoden trainiert werden, desto größere Chancen bestehen, das Problem schnell in den Griff zu bekommen. Um also eine eindeutige Diagnose stellen zu können und physische (organische) Ursachen auszuschließen, sollte möglichst sofort ein Urologe aufgesucht werden! Sind keine organischen Ursachen zu finden, kann sofort mit den folgenden Übungen begonnen werden.

Techniken und Übungen, die dabei helfen, den Zeitpunkt des Orgasmus hinauszuzögern und zu kontrollieren

Die folgenden Übungen sind gesundheitlich unbedenklich. Es sind hauptsächlich mentale und gymnastische Übungen, die Ihnen dabei helfen werden, eine bessere Körperkontrolle zu erlangen. Die Übungen und Techniken sind von erfahrenen Psychologen und Sexualwissenschaftlern entwickelt worden. Sie werden so oder in abgewandelter Form meist begleitend zur Sexualtherapie empfohlen und müssen von den Patienten zu Hause geübt werden. Sie gelten im Moment als die besten Methoden, den vorzeitigen Samenerguss erfolgreich zu therapieren und sie haben alle einen entscheidenden Vorteil: Sie haben keine negativen Nebenwirkungen wie Medikamente und sie kosten nichts. Natürlich ist der Gedanke sehr verlockend, einfach nur eine Tablette zu schlucken – und es gibt Präparate, die unterstützend eingesetzt werden können. Jedoch bekämpfen sie meist nur das Symptom und nicht die Ursache des eigentlichen Problems. Nach dem Absetzen der Medikamente sind Sie wieder mit dem vorzeitigen Samenerguss konfrontiert.

Zufriedenstellender ist deshalb ein grundlegendes „Umdenken", denn es bietet die Chance, die *Ejaculatio praecox* für das weitere Leben in den Griff zu bekommen. Durch die folgenden Übungen lernen Sie Ihren Körper besser kennen und verfügen über Techniken, die Ihnen dabei helfen, einen befriedigenden Orgasmus zu erleben. Ihr Gehirn „lernt" und überdeckt angstbehaftete Stellen mit positiven sexuellen Erlebnissen. Konsequent zu üben ist allerdings die Voraussetzung für eine erfolgreiche Therapie. Denn nur durch mehrmaliges Wiederholen können sich die neuen Verhaltensmuster einprägen. Das gelernte Verhalten wird nun zur Normalität.

Mentales Training

Jeder, der mit vorzeitigem Orgasmus zu kämpfen hat, weiß, dass dieses Leiden viele negative Gefühle erzeugt. Da wären zum einen die steigende Angst, immer wieder zu versagen und das Problem nicht mehr in den Griff zu bekommen, zum anderen Stresssymptome, die alleine schon beim Gedanken an den bevorstehenden Sex im Kopf ablaufen und den Körper blockieren. Zudem spielen mit der Zeit auch partnerschaftliche Probleme eine Rolle. Das Selbstwertgefühl der Betroffenen ist stark angeschlagen und kann nur durch positive Erlebnisse wieder aufgebaut werden.

Ein weiterer Aspekt, der dazu beiträgt, Stress zu empfinden, ist der des Zeitdrucks. In der heutigen schnelllebigen Zeit ist schon alleine die Aussage „Ich habe Zeit" für viele Betroffene zum reinen Luxus geworden. In Beziehungen mit Kindern haben die Partner oft nur einige Minuten am Tag für sich selbst. Nur in dieser kurzen Zeit können sie einmal zur Besinnung kommen und sich entspannen. Durch wachsenden Druck am Arbeitsplatz, z.B. durch unsichere Arbeitsstellen und einen immer schneller werdenden Wandel in der Technisierung muss so oft umgelernt werden, dass scheinbar nur wenige Dinge auf Dauer Bestand haben. Umso wichtiger ist es, die kleinen Pausen zur Entspannung zu nutzen, um Körper und Geist wieder zu regenerieren. Für viele Betroffene ist es deshalb förderlich, sich grundlegend mit ihrer Zeitplanung auseinanderzusetzen. Ein Zeitplan kann leicht selbst erstellt werden und sollte auch Ruhepausen beinhalten. Pausen, in denen die Zeit für die eigene Person genutzt wird. Falls ein Terminkalender geführt wird, hat es sich bewährt, einen Termin mit sich selbst zu machen und einzutragen. Hier ist nun Zeit geschaffen, die für Entspannungstechniken und Übungen genutzt werden kann.

Wie schon erwähnt, sind Entspannungstechniken ein wichtiger Bestandteil der Heilung. Warum ist das so? Vorzeitiger Orgasmus wird auch durch innerliche Spannungszustände ausgelöst. Je entspannter Sie sind, je weniger Erfolgsdruck und Stress auf Ihnen lastet, desto mehr können Sie Geist und Körper entspannen. Nicht mehr die Angst vor dem Versagen oder die hohen Erwartungen an den sexuellen Akt stehen im Vordergrund, sondern eher ein bewusst ruhiges Handeln, das sensibel auf sich selbst und natürlich auch auf die Reaktionen der Partnerin hört. Das „In-sich-hinein-Hören“ kann der entscheidende Schlüssel zur Beseitigung der vorzeitigen Ejakulation sein.

Welche Entspannungsmethoden bieten sich an?

Autogenes Training ist heutzutage eine anerkannte und wirksame Methode um Stresssymptomen entgegenzuwirken. Es kann in Gruppen, z.B. in Volkshochschulkursen, sowie auch im Selbststudium mit Fachliteratur erlernt werden. Es basiert auf der Basis der Selbstsuggestion. Der Übende nimmt in ruhiger Atmosphäre eine bequeme Körperhaltung ein und beginnt mit dem Training. Der Geist besinnt sich auf den eigenen Körper, der mittels Autosuggestion warme und vollkommen entspannte Zustände erleben kann. Die Muskeln entspannen sich, die Durchblutung wird gesteigert, Schwere und Wärme werden erzeugt. Gleichzeitig wird die Atmung ruhiger und bewusster. In den ersten Übungen werden so nach kurzer Zeit schon sehr wohltuende und erholsame Zustände erreicht. In fortgeschrittenen Stadien kann das autogene Training bewusst als Mittel eingesetzt werden, im Alltag Stresssituationen zu bewältigen oder sie zumindest zu lindern.

Weitere Möglichkeiten, den Körper zu entspannen und zu seiner inneren Mitte zu finden, bieten die zahlreichen asiatischen Sport-, Kampf- und Bewegungstechniken, wie Taijiquan, Qigong, Aikido, usf. Sie haben alle gemein, dass sie die innere Mitte stärken und die Körperkontrolle fördern. Nicht selten kann der Übende hier nach wenigen Stunden ein ganz neues und wohltuendes Körpergefühl erleben. Die Konzentration auf die eigene Atmung und die Bewegungsabläufe des Körpers fördert die Reduzierung von Stress und das Lösen von Verspannungen. Der Heilungsprozess wird so in positiver Weise unterstützt.

Positives Denken

Da sich die am vorzeitigen Samenerguss leidenden Männer häufig in einem Teufelskreis negativer Gedanken befinden, ist es sehr förderlich das positive Denken zu stärken, um so ein „Umlernen" zu ermöglichen. Selbstzweifel und –vorwürfe führen sonst zu einem immer aussichtsloseren Zustand der Betroffenen.

Allen, die es noch nicht versucht haben, sei zu folgender Technik geraten:

Das Führen eines Tagebuchs der persönlichen Erfolge

Kaufen Sie sich ein Notizbuch und notieren Sie darin die Erfolge, die Sie im Laufe der Übungszeit verzeichnen können. Damit ist nicht nur der „große" Erfolg gemeint, wenn Sie z.B. das Problem des vorzeitigen Samenergusses bewältigt haben, sondern vielmehr alle kleinen Schritte dorthin. Haben Sie z.B. eine Übung durchgeführt, tragen Sie das Datum und Ihr persönliches positives Erlebnis ein. Nach einiger Zeit können Sie zurückblättern und sind auch bei Rückschlägen sicher, dass Sie schon viel erreicht haben. Sie beschäftigen sich nun automatisch mehr mit Ihren positiven Eigenschaften und grübeln nicht andauernd darüber nach, was Sie schon wieder falsch gemacht haben. Beginnen Sie noch heute damit!

Nehmen Sie sich einen Stift und ein Blatt Papier und beschreiben Sie Ihren jetzigen sexuellen Zustand. Es können Stichworte sein. Das ganze soll ja schließlich kein Schulaufsatz werden.

Ihre Gedanken könnten z.B. so aussehen:
„Im Moment habe ich Angst mit ihr zu schlafen. Schon alleine der Gedanke daran macht mich sehr nervös. Die letzten Male hat es bei mir überhaupt nicht geklappt. Ich glaube, ich bin ein Versager und bringe das einfach nicht auf die Reihe …"

Nun beschreiben Sie Ihre Wünsche – den Zustand, den Sie erreichen wollen.

Ihre Gedanken könnten dann z.B. diese sein:
„Ich will endlich ohne Stress Sex haben. Ich würde mich gerne einmal richtig entspannen und befriedigenden Sex haben. Meine Partnerin soll sich endlich wieder wohl fühlen und wieder Spaß am Sex haben …"

Legen Sie dieses Blatt in Ihr Notizbuch. Nehmen Sie es ab und zu heraus und lesen Sie Ihre Wünsche. Notieren Sie sich im Verlauf der Übungszeit weitere Wünsche, Sehnsüchte usf. Sie können hier alles niederschreiben, was Ihnen dazu einfällt. Auch Ihr partnerschaftliches Verhältnis spielt eine Rolle. Verstehen Sie sich gut? Leben Sie harmonisch? Wo gibt es noch etwas zu verbessern? Welche Eigenschaften lieben Sie besonders an Ihrer Partnerin? Was macht Sie besonders gut? Schreiben Sie alles auf, das Sie positiv finden! Dadurch werden Sie automatisch positiver denken und den Teufelskreis leichter durchbrechen können.

Je mehr Sie sich mit der Zukunft beschäftigen, desto leichter wird es für Sie, die Vergangenheit mit ihren Problemen zurückzulassen.

Die Start-Stop-Technik

Die Start-Stop-Technik wurde vom amerikanischen Urologen J. Semans entwickelt. Sie ist die am häufigsten empfohlene Übung, um die Orgasmusschwelle Stück für Stück zu erhöhen. Außerdem kann der Mann seine Erregungskurve bewusst erfahren und genau kennen lernen.

Die erste Stufe der Start-Stop-Technik wird mittels Masturbation (Selbstbefriedigung) geübt. Informationen zur Masturbation finden Sie im nachfolgenden Kapitel. Sind erste Erfolge zu verzeichnen, kann die Partnerin mit in die Übungen einbezogen werden.

Was ist die Orgasmusschwelle und wie erkennt man Sie?

Nach Masters/Johnson, zwei Sexualforschern aus den USA, sieht die Erregungskurve beider Geschlechter beim Sex schematisch folgendermaßen aus (Abb. 2):

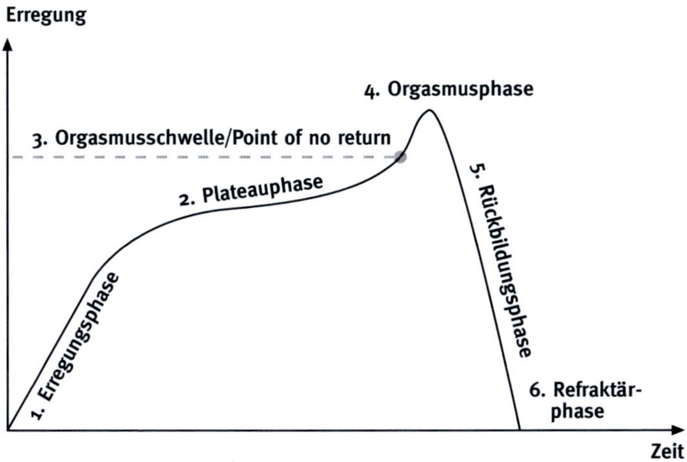

Abb. 2
Die Erregungskurve nach Masters/Johnson

1. **Die Erregungsphase**
   In der Erregungsphase wird der Penis des Mannes steif. Die Hoden werden angehoben. Die Eichel schwillt an. Bei der Frau wird die Scheide stärker durchblutet und feuchter, die Klitoris (der Kitzler) und die Schamlippen werden größer. Der Blutdruck und die

Atemfrequenz der Sexualpartner steigen an. Die Atmung wird tiefer.

2. **Die Plateauphase**
   In der Plateauphase zeigen beide Geschlechter Zeichen starker Erregung. Die Muskeln spannen sich an und es kommt zu zunehmendem Kontrollverlust. Die Eichel des Mannes schwillt an und färbt sich rot. Etwas Flüssigkeit tritt aus der Harnröhre aus. Hierin können schon Samenzellen enthalten sein. Bei der Frau dehnt sich die Vagina aus, die Klitoris tritt etwas zurück und die kleinen Schamlippen verfärben sich hellrot.

3. **Der „Point of no return"**
   „Der Punkt keiner Rückkehr" ist der Zeitpunkt, an dem es unmöglich wird, den Orgasmus weiter zurückzuhalten. Ist dieser Punkt erreicht, gibt es kein „zurück" mehr. Was nun folgt, kann willentlich kaum mehr beeinflusst werden. Der *Point of no return* liegt bei jedem Menschen auf etwas anderem Niveau. Das Ziel der Start-Top-Technik ist es, diesen Punkt genau kennen zu lernen um kurz vorher die Stimulation unterbrechen oder schwächer ausführen zu können, um die Erregung wieder abzusenken und den Höhepunkt zeitlich hinauszuschieben.

4. **Die Orgasmusphase**
Dies ist der Höhepunkt der sexuellen Erregung. Die Muskeln ziehen sich meist unkontrollierbar zusammen. Der Rauschzustand des Orgasmus wird empfunden. Beim Mann findet nun die Ejakulation – der Samenerguss – statt.

5. **Rückbildungsphase**
In der Rückbildungsphase wird die Herzfrequenz wieder niedriger, der Blutdruck sinkt. Der Penis beginnt schlaff zu werden, die Hoden sinken ab. Bei der Frau verkleinern sich die Klitoris und die Schamlippen.

6. **Refraktärphase:**
Beim Mann ist der Penis nun individuell unterschiedlich lange weniger empfindlich gegenüber sexuellen Reizen und Stimulation. Bei Frauen sinkt die Erregungskurve meist nicht so schnell ab wie beim Mann. Ihr Kitzler bleibt empfindlich und viele Frauen können direkt von hier aus wieder in die Plateauphase eintreten und z.B. noch einen oder mehrere Orgasmen – so genannte multiple Orgasmen – erleben. Männern ist dies nur äußerst selten möglich. Bei dem Großteil der Männer bleibt der Penis nun einige Zeit schlaff und kann sich nicht sofort wie-

der versteifen. Das ist ganz normal. Multiple Orgasmen sind für Männer sehr schwer zu erreichen, obwohl dies oft angestrebt und als Ideal heraufbeschwört wird. Oft ist rein physisch, d.h. aufgrund eines schlaffen Penis, keine starke Stimulation und damit kein weiterer Orgasmus möglich.

Die Refraktärphase wird individuell sehr unterschiedlich empfunden – auch zwischen den Geschlechtern gibt es große Unterschiede. So gibt es Männer und Frauen, die „hypererregt“ sind und denen weitere Berührungen Unbehagen und Schmerzen bereiten. Andere hingegen wünschen nach dem Orgasmus engen Hautkontakt und Berührungen. Da die Erregungskurve der Frau nicht so schnell absinkt, hat sie oft noch das Bedürfnis zu „Kuscheln“, während bei Männern die Erregung bereits ganz verebbt ist.

Die Erregungskurven von Männern und Frauen

Die Erregungskurven beider Geschlechter verlaufen in der Regel nicht parallel. Der *Point of no return* tritt bei der Frau meist später ein. Nach Studien braucht sie im Durchschnitt etwas länger als der Mann bis sie zum Orgasmus kommt. Ihre Erregungskurve fällt in der Regel nicht so steil ab wie die des Mannes. Die Erregungskurven von Mann und Frau sind jedoch individuell sehr verschieden, so dass hier keine pauschalen Aussagen möglich sind. Die Grafik ist also nur beispielhaft zu verstehen. Sie zeigt in diesem individuellen Fall einen langsameren Erregungsanstieg und ein langsameres Absinken der Erregung bei etwas späterem Einsetzen des Orgasmus der Frau.

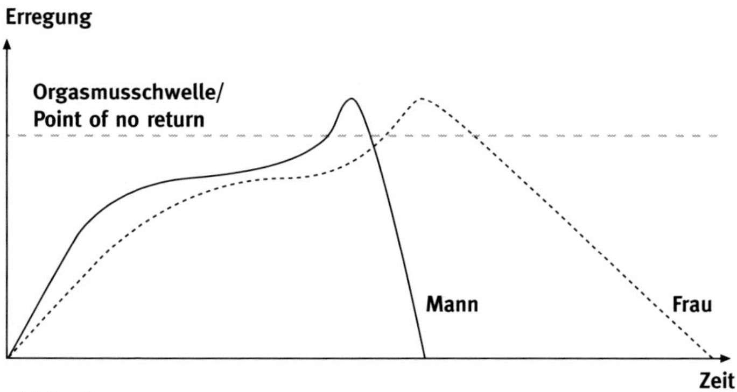

Abb. 3
Beispiel eines zeitversetzten Orgasmus

Wie funktioniert die Start-Stop-Methode?

Während der Masturbationsübung wird der Penis so lange stimuliert, bis die Orgasmusschwelle fast erreicht ist. Nun wird die Stimulation so lange unterbrochen, bis die Erregung wieder abgeklungen ist. Nun folgt die nächste Phase der Stimulation, wieder bis kurz vor die Orgasmusschwelle. Es folgt erneut eine Phase der Entspannung, in der die Erregungskurve absinken kann. Dieser Wechsel – Erregung und Entspannung – wird nun etliche Male wiederholt, bevor es zum Höhepunkt kommt (s. Abb. 4 und 5)

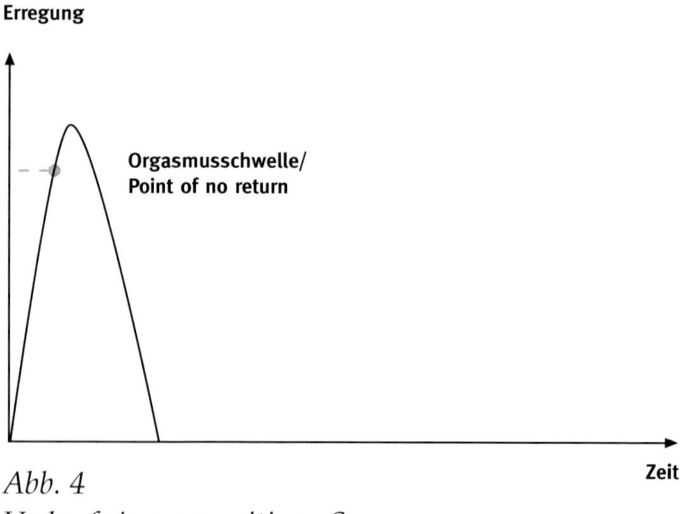

Abb. 4
Verlauf eines vorzeitigen Samenergusses

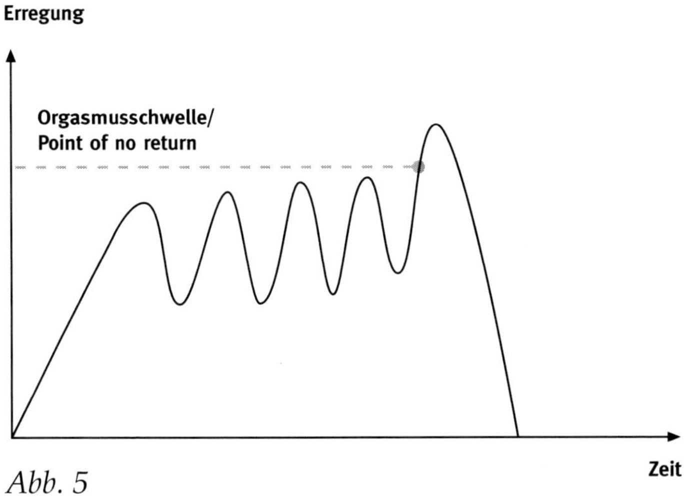

Abb. 5
Verlauf der Erregung bei Anwendung der Start-Stop-Methode. Der Samenerguss wird hinausgezögert.

Nach ein wenig Übung kann die Ejakulation immer weiter hinausgezögert werden. Wird die Schwelle schon nach den ersten Versuchen überschritten, ist dies natürlich nicht schlimm. Beim nächsten Mal stimulieren Sie nicht bis zur absoluten Erregung und wählen so den Zeitpunkt der Unterbrechung etwas früher. Achten Sie genau auf Ihr Gefühl. Es hilft Ihnen dabei, Ihre eigene Orgasmusschwelle genau kennen zu lernen. Erreichen Sie sie wieder, lassen Sie die Erregung erneut abklingen und tasten Sie sich so in einigen Anläufen an den Orgasmus heran. Anfänglich können schon fünf Minuten Training ein großer Erfolg sein. Die Dauer kann nun immer weiter gesteigert werden. Nicht selten schaffen Männer so, ihren Orgasmus auf über ein halbe Stunde hinauszuzögern.

Haben Sie Übung darin und können Sie Ihren Orgasmus nun auf diese Weise beeinflussen, fügen Sie weitere Reize hinzu.

Der erste Reiz besteht darin, die Hand während der Gesamtdauer der Stimulation am Penis zu belassen. Stimulieren Sie zwischen den Höhepunkten Ihrer Erregung nur ganz sachte weiter oder hören Sie ganz auf, Ihre Hand zu bewegen. Durch diese Technik gewöhnen Sie sich an das Gefühl einer dauerhaften Berührung am Penis.

Darauf aufbauend können Sie mit Gleitmittel experimentieren. Sie simulieren damit das Gefühl, das Sie beim Eindringen in Ihre Partnerin haben. Gleitmittel gibt es in der Apotheke oder im Drogeriemarkt. Stellen Sie sich ein Glas warmes Wasser in Reichweite. So können Sie Ihre Hand immer wieder befeuchten, wenn der Gleitfilm zwischen Hand und Penis zu trocken wird.
Stimulieren Sie Ihren Penis wieder bis kurz vor die Orgasmusschwelle. Fangen Sie wieder damit an, einfache Pausen einzulegen, indem Sie die Hand wegnehmen. Dann steigern Sie die

Übung, indem Sie zwischen den Erregungsphasen die Hand am Penis belassen und sachte weiter stimulieren, bis Sie mit dem Gefühl vertraut sind und Ihren Orgasmus so kontrollieren können. Variieren Sie die Schnelligkeit Ihrer Bewegungen und den Druck, den Sie auf den Penis ausüben. So finden Sie heraus, welche Formen der Stimulation besonders und welche weniger erregend sind.

Versuchen Sie den Wechsel zwischen Erregung und Entspannung so oft wie möglich zu wiederholen. Kommen Sie zu früh, halten Sie die Entspannungspausen das nächste Mal länger und stoppen Sie die Stimulation des Penis zu einem früheren Zeitpunkt.

Je öfter Sie üben, desto besser werden Sie Ihre Ejakulation beeinflussen können. Wenn Sie diese Übung ca. vier Mal pro Woche ausführen, werden Sie schon recht bald Erfolge verzeichnen können. Sollten Sie einmal zu erregt sein und zu schnell kommen, macht das nichts. Genießen Sie Ihren Orgasmus! Sie machen nichts falsch und brauchen kein schlechtes Gewissen zu haben.

Wie geht es weiter?
Beziehen Sie nun Schritt für Schritt weitere sexuelle Reize in die Masturbationsübung mit

ein. Fangen Sie damit an, visuelle Reize hinzuzufügen. Schauen Sie z.B. während des Masturbierens ein erotisches Bild oder einen Porno an. Hören Sie immer dann auf weiter zu stimulieren, wenn Sie den *Point of no return* fast erreicht haben. Machen Sie diese Übungen solange, bis Sie sich sicherer sind und Ihren Orgasmus mithilfe dieser Technik über 10 Minuten hinauszögern können.

Wenn Sie mit der Start-Stop-Methode vertraut sind, kann nun Ihre Partnerin in die Übung einbezogen werden. Sie kann Ihren Penis mit den Händen stimulieren. Auch hier unterbrechen Sie die Übung, indem Sie „Stopp!“ sagen, sobald Sie fühlen, dass Sie fast den Höhepunkt erreicht haben. Ihre Partnerin sollte nun Ihre Hände augenblicklich fortnehmen und die Stimulation unterbrechen. Wenn Ihre Erregung abgeklungen ist, beginnt Ihre Partnerin von neuem mit der Stimulation.

Sprechen Sie mit Ihrer Partnerin darüber, was Ihnen gefällt: Wo sind Sie besonders erregbar? Wo hingegen nicht so? Welche Vorstellungen machen Sie sich, während Sie von ihr berührt werden? So kann sich Ihre Partnerin sehr gut auf Ihre Empfindungen einstellen. Sie weiß nun, welche Zonen und welche Phantasien Sie besonders erregen. Wenn es Ihnen schwer fällt, Ihre Gedanken in Worte zu fassen, führen Sie einfach die Hand Ihrer Partnerin, so wie Sie es als angenehm empfinden.

Die Stimulation des Penis mit der Hand ist für Frauen meist eher ungewohnt. Sie haben es natürlich nicht wie Männer seit der Pubertät „gelernt“, einen Penis zu stimulieren. Sie greifen vielleicht zu fest, zu sanft, an nicht erogenen Stellen oder bewegen ihre Hand zu schnell oder zu langsam. Geben Sie Ihrer Partnerin deshalb Zeit, sich ausgiebig mit Ihrem Penis zu beschäftigen. Sollte er währenddessen erschlaffen, kann sie ihn bestimmt wieder mittels ihrer Reize erwecken. Nur so kann Ihre Partnerin nach und nach die Zonen und Berührungen kennen lernen, die Sie erregend finden.

Nun können immer weitere Reize in die Übung eingebaut werden. Diese wären z.B. die Verwendung von Gleitmittel, das Berühren der Hoden mit der anderen Hand oder die Stimulation des Penis mit dem Mund (oraler Verkehr), falls diese Sexualpraktik von Ihnen beiden gerne praktiziert wird. Ihre Partnerin kann durch körperliche Reize die Situation immer erotischer gestalten, während die Übungen genau so beibehalten werden. Oraler Sex ist insofern von

Vorteil, da er die Feuchtigkeit der Scheide gut simuliert. Die Partnerin kann durch verschieden starken Zungeneinsatz Ihre Erregung kontrollieren. Geben Sie ein Zeichen, kann sie unterbrechen und den Penis im Mund behalten. So gewöhnen Sie sich an das anhaltende Gefühl von Feuchte und Wärme. Kommen Sie zu früh, reduzieren Sie die Reize wieder etwas und beginnen Sie so, sich langsam zu steigern. Optische Reize wirken sehr stark auf die männliche Erregung. Es kann deshalb helfen, anfänglich den Vorgang nicht aktiv zu beobachten, sondern ihn nur passiv mit geschlossenen Augen oder in Dunkelheit zu erleben. Auch akustische Reize spielen eine große Rolle. Oft wird der Orgasmus des Mannes durch Stöhnen der Frau ausgelöst. Bitten Sie sie, vorerst darauf zu verzichten, wenn die Situation zu erregend wird.

Der Spaß soll dabei nicht zu kurz kommen. Es macht keinen Sinn, diese Übungen wie in einem Pflichtenheft abzuhaken. Kommen Sie einmal Ihrer Meinung nach zu früh, genießen Sie den Orgasmus aus vollen Zügen! Genießen Sie Ihren Körper und den Ihrer Partnerin. Machen Sie sich deshalb keine Vorwürfe. Sie machen nichts falsch. Kommen Sie wegen eines neuen Reizes sofort und können sich nicht zurückhalten, schwächen Sie ihn wieder ab und üben erneut.

Wichtige Anmerkung:
Lassen Sie Ihre Partnerin nicht zu kurz kommen. Sie verlangen von ihr viel Einfühlungsvermögen und Verständnis. Verwöhnen Sie sie! Und sagen Sie Ihr, wenn Sie etwas gut gemacht hat!

Informationen über die Masturbation

Bei der Selbstbefriedigung wird der Penis mit der Hand bis zum Orgasmus stimuliert. Die Masturbation ist eine der häufigsten Sexualpraktiken. Statistiken sagen aus, dass rund 90% der Männer und 65% der Frauen selbst „Hand anlegen". Die meisten Männer machen ihre ersten Erfahrungen mit der Masturbation in der Pubertät. Durch die eigene Phantasie oder durch Hilfsmittel wie Pornomagazine und –filme wird die Erregung beim Masturbieren gesteigert. Auch Hilfsmittel, die Geschlechtsteile oder den gesamten Körper aus Kunststoff nachbilden, sind gebräuchlich. Sexspielzeuge, wie Dildos oder Vibratoren gehören ebenso in den Bereich der Masturbation. Mit ihnen lassen sich der Anus und andere erogene Zonen während des „Wichsens" – wie es umgangssprachlich genannt wird – stimulieren.
Die Masturbation wird, obwohl inzwischen

wissenschaftlich widerlegt, ab und zu an den Pranger gestellt. Nicht selten ist davon die Rede, dass Selbstbefriedigung dumm mache oder verschiedene Krankheiten, wie Akne, Tuberkulose, Krebs, Lepra oder Wahnsinn hervorrufe. Auch gehen die Samen nicht durch zu häufige Selbstbefriedigung aus. All diese Gerüchte sind ganz klar von der Hand zu weisen.

Inzwischen sehen Sexualwissenschaftler die Masturbation als gesunden Teil der menschlichen Sexualität. Sigmund Freud stellte fest, dass die Masturbation bei Kindern und Jugendlichen ein förderliches Mittel ist, die eigene Sexualität zu erforschen. Sie wird inzwischen nicht als „Ersatz" für den richtigen Sexualverkehr gesehen, sondern vielmehr als eine Spielart unter vielen Praktiken.

Auch in religiöser Hinsicht wird die Selbstbefriedigung kontrovers diskutiert. Im Judentum, im Islam oder in der evangelischen Kirche wird Masturbation nicht als sündhaft bezeichnet. Die römisch katholische Kirche hingegen stuft sie nach ihrer aktuellen Anschauung als Sünde ein, da sie eine „unreife und fehlgeleitete Form" der Sexualität sei.

Aus heutiger Sicht kann man sicher behaupten, dass Masturbation, sofern sie nicht zwanghaft als Sucht ausgeführt wird, keine gesundheitlichen Schäden hervorruft und ein Teil des gesunden Sexuallebens ist.

Wie funktioniert das Masturbieren? Es gibt beinahe unendlich viele Möglichkeiten mit der Hand zu stimulieren. Die grundlegende Erregung wird durch das Vor- und Zurückbewegen der Vorhaut mit der Hand hervorgerufen (s. Abb. 6). Das trockene Reiben der Hand auf der Haut des Penis wird allgemein als unangenehm und als zu rau empfunden. Mit der Verwendung von Gleitmitteln kann der Reiz abgemildert werden. Sie kann zudem die Feuchtigkeit der Scheide simulieren. Auch Hilfsmittel, z.B. Handschuhe, können ein verändertes Gefühl vermitteln und die Masturbation zum Erlebnis machen.

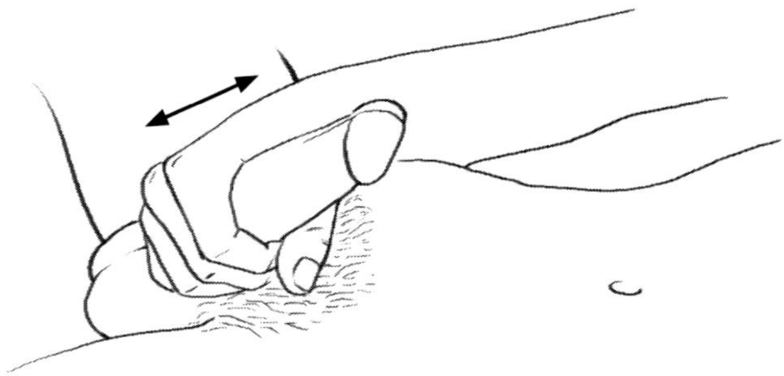

Abb. 6
Masturbation mit der Hand

Einige Grundregeln helfen beim entspannten masturbieren:

- Üben Sie nur in angstfreier Umgebung, d.h. sorgen Sie dafür, dass Sie nicht gestört oder gar überrascht werden. Möchten Sie alleine üben, sprechen Sie mit Ihrer Partnerin darüber.
- Lassen Sie sich Zeit und vermeiden Sie Stress.
- Zu hoher Erwartungsdruck in Bezug auf die bevorstehende Übung wirkt ebenso negativ.
- Üben Sie möglichst oft. Nur dadurch lernen Sie sich und Ihre Gefühle kennen.
- Achten Sie auf Ihre Gefühle: Mit welcher Art von Stimulation sind Sie sehr erregbar, mit welcher Art weniger?
- Lassen Sie sich zwischen den einzelnen Erregungszyklen genug Zeit, um Ihre Erregung wieder abzubauen.
- Machen Sie die Übungen mit Ihrer Partnerin, sprechen Sie während dessen mit Ihr darüber. Nur wenn Sie sich mitteilen, hat Ihre Partnerin Gelegenheit, etwas über Ihre Sexualität zu erfahren.

Die Squeeze-Techniken (Abdrück-Technik)

Haben Sie die Start-Stop-Methode geübt und können Ihren Orgasmus hinauszögern, sollten Sie eine weitere Methode einüben, bevor Sie wieder richtigen Sexualverkehr mit Ihrer Partnerin haben. Diese Technik hilft Ihnen, Ihr Erregungsniveau während des Geschlechtsverkehrs zu kontrollieren und abzuschwächen.

Vor dem Erreichen des *Point of no return* nimmt Ihre Partnerin den Penis zwischen Ihre Finger (s. Abb. 7).

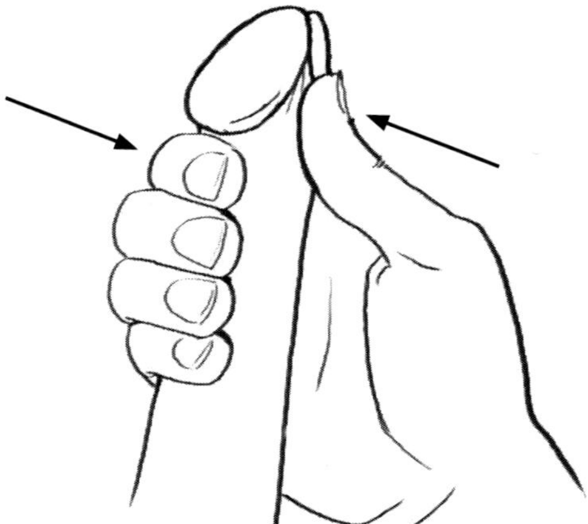

Abb. 7
Die Anwendung der Squeeze-Technik (1. Variation)

Der Zeigefinger liegt dabei um die Eichel, der Daumen auf dem „Bändchen" auf der anderen Seite. Es sollte nun nicht gerieben oder bewegt werden. Die Übung dient nur der Senkung der Erregungskurve. Nun drücken die Finger die Eichel zusammen. Der Druck sollte keine Schmerzen verursachen. Er wird so lange ausgeübt, bis die Erregung nachlässt. Unter Umständen wird der Penis bei der Anwendung der Technik etwas schlaff. Das macht nichts. Es kommt nur darauf an, die Erregung zu senken. Die Harnröhre sollte dabei etwas zusammengedrückt werden.

Eine Variation dieser Drucktechnik ist das Pressen des Stegs, der Stelle zwischen Hoden und After (s. Abb. 8).

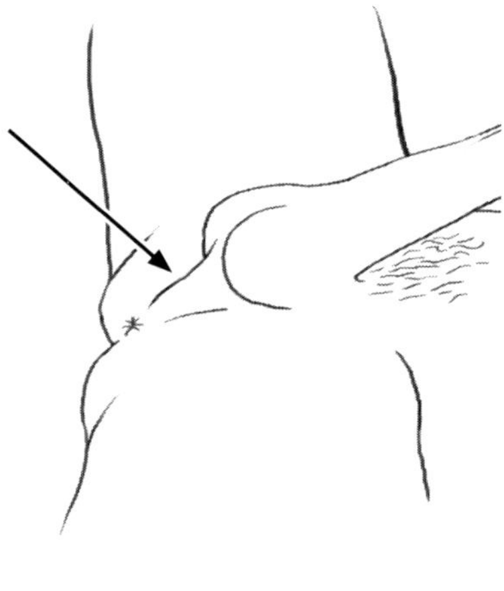

Abb. 8
Der Druckpunkt liegt auf dem Steg zwischen After und Hoden

Diese, schon in Indien (beim Kamasutra) und China zur Steigerung der Dauer des Geschlechtsverkehrs eingesetzte Technik bewirkt eine ähnliche Reaktion des Penis. Die Erregung lässt nach und es kann erneut stimuliert werden.

Bevor die Techniken beim Geschlechtsverkehr angewendet werden, ist zu empfehlen, sie zuerst während der Masturbation auszuprobieren um das Gefühl kennen zu lernen und sich damit Sicherheit zu verschaffen. Die stimulierende Hand kann dabei wieder am Penis belassen werden. Mit der anderen Hand wird der Steg gedrückt.

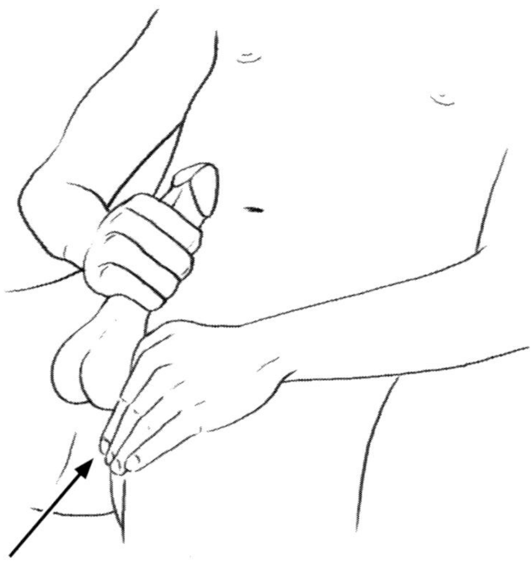

Abb. 9
Die Anwendung der Squeeze-Technik (2. Variation) bei der Masturbation

Darauf aufbauend kann die Übung mit der Partnerin geübt werden. Der Mann setzt sich hierzu auf einen Stuhl oder spreizt im Liegen die Beine soweit, dass die Partnerin den Steg gut erreichen kann. Sie unterbricht nun auf Hinweis des Mannes die Stimulation – die Hand kann wieder am Penis bleiben – und drückt solange auf den Steg, bis die Erregung wieder abgesunken ist (s. Abb 10).

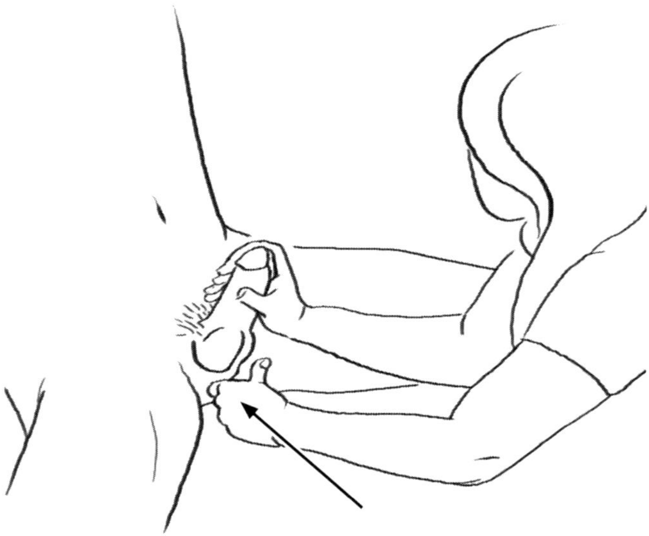

Abb. 10
Die Anwendung der Squeeze-Technik (2. Variation) bei der Masturbation durch die Partnerin

Diese Squeeze-Variation bietet sich vor allem später während des Geschlechtsverkehrs an, da der Penis dazu nicht aus der Scheide herausgezogen werden muss.
Eine Hand drückt – während sich die Partner nicht weiter bewegen und stimulieren – auf den Steg und der Mann wartet bis die Erregung nachlässt. Ist die Erregungskurve abgefallen, folgt eine erneute Aufnahme der Stimulation. Durch das Verbleiben des Penis in der Scheide ist es möglich, sofort und ohne Unterbrechung mit dem Verkehr fortzufahren. Ein lästiges Herausziehen und Abdrücken der Stelle, wie bei der ersten Variation kann entfallen. Ein verständnisvoller Partner, der im richtigen Zeitpunkt aufhören kann, ist allerdings Voraussetzung für diese Übung.

Beide Squeeze-Techniken sollten während der Übungen der Start-Stop-Technik ausprobiert und gelernt werden, d.h. während der Masturbation. So kann Erfahrung dabei gesammelt werden, welcher Druck und welche Zeitdauer notwendig sind, um die Erregung zu unterbrechen. Eine zu kurze Pause zwischen den Erregungen führt nur zu einem weiteren Anstieg der Erregung und kann Frustration erzeugen. Lassen Sie sich deshalb Zeit und experimentieren Sie mit dieser Technik zuerst alleine und beziehen Sie dann Ihre Partnerin mit ein. Beschreiben Sie ihr das Gefühl, welches Sie empfinden. Es ist wichtig, dass Ihre Partnerin über Ihre Empfindungen Bescheid weiß, Ihnen nicht aus Versehen weh tut, sondern gefühlvoll zum richtigen Zeitpunkt die richtige Technik anwenden kann. Sagen Sie deshalb rechtzeitig „Stopp!“ und leiten Sie Ihre Partnerin dabei an, die richtigen Stellen zu finden. Führen Sie die fremde Hand und drücken Sie, so dass sie die Intensität des Drucks und die Stelle erspüren kann. Wenn die Erregung durch das Berühren mit der fremden Hand anfänglich zu stark ist, können Sie natürlich auch selbst „squeezen“. Probieren Sie einfach aus, welche Techniken Ihnen am meisten zusagen.

Das Beckenbodentraining nach A. Kegel

Eine weitere Trainingsmethode um das Erregungsniveau abzusenken ist das Beckenbodentraining. Das Beckenbodentraining nach A. Kegel lässt sich als sehr einfach zu trainierende, aber wirksame Methode beschreiben. Ursprünglich wurde die Übung Frauen empfohlen, die unter Inkontinenz litten. Sie konnten durch Stärkung ihrer Beckenbodenmuskulatur ein beschwerdefreies Leben führen. Auch Männer können diese Übungen ausführen und damit das Empfinden für ihren Genitalbereich steigern. Auch eine Kontrolle des Orgasmus ist durch die Ausführung der Übung möglich. Kurz vor dem Orgasmus können die betreffenden Muskelpartien angespannt und der Orgasmus hinausgezögert oder verhindert werden.

Wie funktioniert die Übung? Beim Wasserlassen können Sie den Strahl ihres Urins willentlich unterbrechen. Genauso wird das Zurückhalten von Stuhl im Darm durch den Schließmuskel möglich. Beide Muskelpartien können zusammen trainiert werden, in dem sie angespannt und wieder entspannt werden. Stellen Sie sich dabei einfach vor, dass Sie auf der Toilette sitzen und ihr Geschäft erledigen würden. Sie spannen unwillkürlich die geforderten Muskelpartien an.

Das Vorteilhafte dieser Übung ist, dass Sie sie überall „unsichtbar“ üben können. Sie können also ebenso im Bett wie beim Autofahren oder während Ihrer Arbeit üben, ohne dass davon jemand etwas mitbekommt. Beginnen Sie damit, die Muskulatur für einen kurzen Augenblick etwa 20 Mal hintereinander anzuspannen und versuchen Sie die Spannung anzuhalten, bevor Sie wieder „loslassen“ und erneut anspannen. Üben Sie so oft wie möglich und steigern Sie die Anzahl Ihrer Kontraktionen. Erfolg stellt sich recht schnell ein. Sie können bald schon 60 und mehr Kontraktionen in Serie ausführen. Ihre Muskulatur wird dadurch trainiert und stabiler. Experimentieren Sie nun wieder beim Masturbieren mit dieser neuen Variation der Unterbrechung. Hören Sie auf Ihre innere Stimme und spannen Sie kurz vor dem *Point of no return* die Beckenbodenmuskulatur an. Spüren Sie eine Veränderung? Geht Ihre Erregung zurück? Probieren Sie, ob es Ihnen zusagt mehrere Male hintereinander anzuspannen oder ob einige wenige aber lange Anspannphasen den gewünschten Erfolg bringen. Es ist wichtig, dass Sie diese Selbsterfahrungen machen, um Ihre Reaktionen kennen zu lernen. Sie können nun diese Technik zusammen mit den vorher beschriebenen Techniken anwenden und das Abfallen der Erregungskurve verstärken oder beschleunigen.

Die Stimulation durch den Partner

Die folgenden Übungen sollten Sie erst dann ausführen, wenn Sie im Umgang mit der Start-Stop-Methode und der Squeeze-Technik Übung haben und Ihren Orgasmus damit kontrollieren können.

Wandeln Sie die Übungen nun ab: Wenden Sie häufiger die Squeeze-Technik als die Start-Stop-Methode an. Nach einiger Zeit verzichten Sie ganz auf die Start-Stop-Methode und kontrollieren Ihren Orgasmus nur noch mit der Squeeze-Technik. Sie haben nun schon erreicht, dass Sie Ihren Penis die ganze Zeit über berühren können. Das ist für viele Betroffene bereits ein großer Erfolg.

Beziehen Sie Ihre Partnerin ein und üben Sie so lange, bis sie mit ihr das gleiche Stadium wie beim alleinigen Üben erreicht haben (s. Abb. 10). Die Partnerin sollte den Penis nun über die gesamte Dauer der Stimulation nicht mehr aus der Hand geben und damit die Stimulation unterbrechen. Überlassen Sie die Stimulation des Penis vollkommen Ihrer Partnerin und achten Sie auf Ihr Erregungsniveau. Sind sie fast am *Point of no return*, sagen Sie „Stopp!“ und Ihre Partnerin sollte nun nicht mehr stimulieren, den Penis aber weiter in der Hand halten und mit der anderen Hand die Squeeze-Technik ausführen (s. Abb 10). Ebenso können Sie den Beckenboden anspannen und so leichter Ihre Erregung senken. Achten Sie auf Ihre Empfindungen. Sie sind es, der die Bewegungen Ihrer Partnerin steuert. Sie müssen sagen, was Ihnen gefällt, und welche Bewegungen Ihnen vielleicht Unbehagen bereiten. Jeder Mann ist unterschiedlich erregbar. Der Penis gehört zu den sensibelsten Organen des Mannes. Welche Regionen an ihm besonders leicht erregbar sind und welche Berührungen unangenehm sind, kann ihre Partnerin nicht erraten. Sprechen Sie während der Stimulation mit ihr. Sagen Sie ihr auch rechtzeitig die Stufe der Erregung an. So weiß sie Bescheid und kann sich darauf einstellen, ihre Bewegung zu reduzieren oder abzubrechen. Ist Ihre Erregung wieder auf niedrigerem Niveau, bitten Sie Ihre Partnerin erneut mit der Stimulation zu beginnen.

Funktioniert das Zusammenspiel der Partner bereits gut, können auch andere Regionen des Körpers mit einbezogen werden. Weisen Sie aber Ihre Partnerin darauf hin, dass die Regionen erst einmal beschränkt sein sollten. Wenn Sie z.B. Streicheln als sehr erregend empfinden, sollte Ihre Partnerin erst einmal darauf verzichten. Auch erotische Laute der Partnerin können einen zusätzlichen Erregungsschub verursachen. Fühlen Sie sich sicherer, können Sie diese Reize in Ihre Sexualität Stück für Stück „einbauen“. Die Übung führt leichter zum Erfolg, wenn Sie langsam vorgehen. Ein überstürztes Hinzufügen aller gewohnten Reize auf einmal führt meist wieder zu einem vorzeitigen Orgasmus. Geben Sie sich deshalb viel Zeit, d.h. viele Male Sex, während dem sie die Reize immer etwas erhöhen. Rückschläge durch Ungeduld sind sehr frustrierend. Üben Sie deshalb Geduld mit sich. Auch die folgenden Übungen helfen Ihnen, mit sich und Ihrer Partnerin geduldig zu sein und dadurch Ihre Körperwahrnehmung zu verstärken.

Übungen ohne sexuelle Berührungen

Eine weitere Übung, die das Körpergefühl der Partner steigert, ist das gegenseitige Fühlen des nackten Körpers. Die Übung hat absichtlich in erster Linie nichts mit Sex zu tun und sollte auch nicht als Vorspiel verstanden werden. Gehen Sie deshalb nur mit der Absicht an diese Übung heran, den anderen Körper zu fühlen, zu berühren und selbst berührt zu werden. Sparen Sie erogene Zonen weitgehend aus. Genießen Sie die Übung aber trotzdem. Am besten funktioniert das, wenn Ihre Partnerin mit ihrem Bauch an Ihrem Rücken liegt (s. Abb. 11).

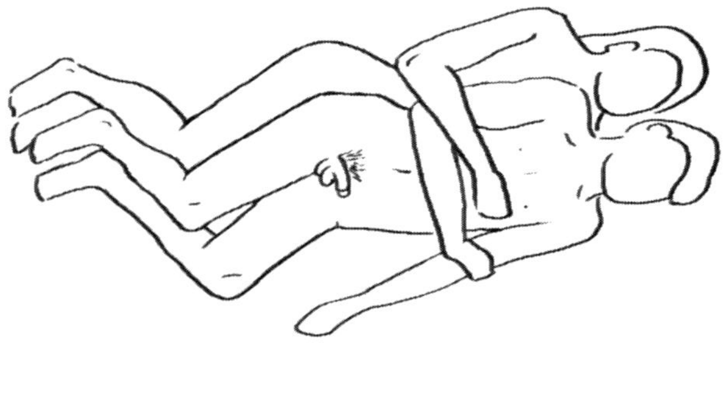

Abb. 11
Übungen ohne sexuelle Berührungen

Die Partner liegen auf der Seite und streicheln die so erreichbaren Körperstellen. Ihre Partnerin sollte bewusst auf die Berührung und das Streicheln des Penis verzichten. Machen Sie es sich gemütlich. Angenehme Wärme, Kerzenlicht, vielleicht ein besonderer Duft – all dies wirkt entspannend.

Teilen Sie Ihrer Partnerin mit, welche Berührungen Ihnen gefallen, welche sie stimulieren, welche sie unerotisch finden. Was fühlen Sie? Unterhalten Sie sich über Ihre Empfindungen. Wechseln Sie nach einiger Zeit die Position, legen Sie sich hinter Ihre Partnerin und berühren Sie sie. Sparen Sie dabei auch bewusst die besonders erogenen Zonen, wie die Brustwarzen und den Genitalbereich aus. Lassen Sie sich nun von ihrer Partnerin mitteilen, welche Berührungen ihr am besten gefallen. Tun Sie in erster Linie Dinge, die Ihrer Partnerin gefallen – berühren Sie sie nicht mit dem Ziel, sie sexuell zu erregen.

Wechseln Sie Ihre Positionen wieder und variieren Sie die Art der Liebkosungen. Sie können leicht kratzen, leicht klopfen oder den Druck Ihrer Berührungen variieren, mit ganzer Handfläche oder nur mit den Fingerspitzen kreisen, leicht kneten oder die Hände einfach einmal auf dem Körper der Partnerin ruhen lassen und so die Wärme spüren. Tauschen Sie sich immer mit Ihrer Partnerin aus, welche Berührungen angenehm sind und welche unangenehm sind. Sie können auch Massageöl verwenden. Es intensiviert das Gefühl der Berührung noch etwas und wird meist vom Empfänger der sanften Massage als angenehm empfunden. Es pflegt zudem die Haut und durchblutet sie. Massieren Sie sich gegenseitig vorsichtig und ganz entspannt. Denken Sie bei der Übung nicht immer an Sex. Vielleicht fühlen Sie oder Ihre Partnerin sich unangenehm „gekitzelt". Das ist ein Zeichen für große Anspannung oder Erregung. Erhöhen Sie in diesem Fall den Druck Ihrer Hände beim Streicheln, bis das Kitzelgefühl nachlässt oder sparen Sie die besonders sensiblen Regionen, z.B. den Bauch, solange aus, bis sich der Körper wieder entspannt hat. Welche Stellen, welche Berührungen sind für Sie erotisch, welche spüren Sie sehr intensiv? Achten Sie auf Ihr Körpergefühl.

Wenn Sie eine Erektion während der Übung bekommen ist das nicht weiter schlimm. Lassen Sie es geschehen. Lassen Sie los und entspannen Sie sich. Genießen Sie das Gefühl der körperlichen Nähe. Selbst wenn Sie während der Übung einen Orgasmus haben, genießen Sie ihn aus vollem Herzen und leben Sie das Gefühl aus. Diese Übung dient in erster Linie dazu, das

Verständnis der Partner für den anderen Körper zu fördern. Sie lernen sich so besser kennen. Die Übung hilft Ihnen dabei, den nackten Körper Ihrer Partnerin in erster Linie nicht immer gleich als Sexualobjekt zu sehen. Der positive Nebeneffekt dieser Übung ist, dass Sie dadurch automatisch Stress und Erwartungsdruck reduzieren.

Viele Menschen reduzieren den nackten Körper ihres Partners hauptsächlich auf dessen Sexualmerkmale. Nacktheit auch einmal als ganz natürliche Sache zu sehen und die Berührungen auf der Haut nicht immer gleich in Verbindung mit Sex zu bringen, kann in vielerlei Hinsicht zur Entspannung beitragen. Denn eine „sexähnliche“ Situation führt bei an *Ejaculatio praecox* leidenden Männern oft schon zu einer Kettenreaktion von Anspannungen, Verkrampfungen und Stress. Sie fühlen sich schon weit vor dem eigentlichen Geschlechtsverkehr blockiert, weil sie bereits ausschließlich an die bevorstehende sexuelle Handlung denken. Sehen Sie die Situation deshalb möglichst locker und ohne bestimmte Erwartung!

Was geschehen wird, wird geschehen. Lassen Sie den Dingen einfach Ihren Lauf. Sie müssen nicht immer alles vorhersehen und vorherbestimmen, um ein befriedigendes Erlebnis zu haben. So wirken Sie der oft vorhandenen Versagensangst entgegen. Denn schließlich ist jetzt nicht Sex das Ziel – sondern nur die zärtliche Beschäftigung mit dem Körper des Partners. Die Übung soll Ihnen dabei helfen, nicht gleich immer „zur Sache" zu kommen. Genießen Sie die Anwesenheit Ihrer Partnerin, und die Berührungen. Lassen Sie sich Zeit und wenden Sie diese Übung gerade dann immer an, wenn Sie sich gestresst oder unwohl fühlen.

Eine Steigerung der Übung besteht darin, auch die erotischen Zonen der Körper mit in die Streicheleinheiten einzubeziehen. Beschränken Sie sich aber auch jetzt nicht nur auf die Berührung und Stimulation der Geschlechtsorgane. Es kommt bei dieser Übung nicht darauf an, möglichst schnell einen Orgasmus beim Partner hervorzurufen oder ihn sexuell stark zu erregen. Vielmehr ist nur das leichte Erregen des anderen Körpers das Ziel. Eine erotische Grundstimmung stellt sich fast automatisch ein. Die Dauer der Übung sollte möglichst lang sein. Machen Sie sich auch hier frei vom Gedanken, schnell ans Ziel zu kommen und Ihre Partnerin unbedingt zum Höhepunkt zu bringen. Auch Sie sollten die Ihnen entgegengebrachten Berührungen nicht in erster Linie als Mittel zum Erreichen des eigenen Orgasmus verstehen. Genießen Sie die

Berührungen auf ihrem Körper und an ihrem Penis. Fühlen Sie, welche Stellen Sie besonders erregen und welche Sie am liebsten intensivieren würden. Überlassen Sie Ihrer Partnerin aber die vollkommene Kontrolle über die Art der Liebkosung. Teilen Sie ihr nur mit, was Ihnen gefällt und was nicht. Entspannen Sie sich und streicheln Sie Ihre Partnerin nicht während Sie von ihr gestreichelt werden. Lassen Sie die Arme und Hände einfach locker und entspannt liegen. Fühlen Sie nur passiv die Berührungen auf Ihrer Haut. Was ist ihnen angenehm? Was ist eher unangenehm? Schließen Sie die Augen und achten Sie auf die Bewegungen der Hände auf Ihrem Körper.

Natürlich sind auch hier die Reize weiter steigerbar. Beziehen Sie neben Ihren Händen auch Mund und Lippen mit ein. Küssen und lecken Sie sich abwechselnd – natürlich nur, wenn Sie das auch wünschen und empfinden Sie diese neuen Reize bewusst. Es können auch orale Kontakte stattfinden, bei denen die Partnerin den Penis in ihren Mund aufnimmt oder Sie Ihre Partnerin oral liebkosen. Sie können die Situation wieder reizarmer gestalten, indem Sie Ihre Augen dabei geschlossen halten und spüren, wo und wie Sie berührt werden. Beschränken Sie sich auch hierbei nicht auf die Sexualorgane und die erogenen Zonen. Welche Art der Berührung empfinden Sie besonders intensiv? Ist es die Zunge oder sind es die Lippen? Natürlich dürfen Sie auch zum Orgasmus kommen. Es gibt bei diesen Übungen keine Verbote oder Richtlinien – nur eine grobe Richtung: zögern Sie Ihren Orgasmus zeitlich immer weiter hinaus. Kommen Sie Ihrer Meinung nach zu früh, verzichten Sie erst einmal auf die auslösenden Reize. Beziehen Sie sie nur langsam Schritt für Schritt in die Übungen ein. Immer wenn Sie nahe an den *Point of no return* gelangen, lassen Sie sich wieder an weniger erogenen Zonen streicheln. Geben Sie sich genug Zeit, Ihre Erregungskurve wieder abfallen zu lassen. Schließen Sie Ihre Augen, genießen Sie und warten Sie solange, bis die Erregung schwächer geworden ist. Nun kann Ihre Partnerin wieder mit stärker erregenden Berührungen fortfahren. Je entspannter Sie dabei sind, desto besser werden Ihnen die Übungen gelingen. Wechseln Sie auch diesmal Ihre Positionen. Werden Sie aktiv und Ihre Partnerin übernimmt nun die passive Rolle. Liebkosen Sie Ihre Partnerin. Beziehen Sie auch ihre erogenen Zonen mit ein – aber konzentrieren Sie sich nicht nur auf diese. Sie haben auch diesmal nicht das Ziel, Ihre Partnerin sofort oder möglichst schnell zum Orgasmus zu bringen. Dringen Sie deshalb nicht unbedingt in Sie ein. Beschränken Sie sich auf äußerliche Zärtlichkeiten und fragen Sie Ihre Partnerin, was ihr am besten gefällt, was ihr unangenehm ist oder was sie kitzelt. Auch sie muss sich vollkommen entspannen können.

Experimentieren Sie wenn Sie den *Point of no return* herannahen spüren mit den beschriebenen Methoden der Squeeze-Technik und/oder der Anspannung der Beckenbodenmuskulatur. Kontrollieren Sie so aktiv den Zeitpunkt Ihres Orgasmus. Sagen Sie Ihrer Partnerin, wann Sie mit der Stimulation aufhören muss und lassen Sie Ihre Erregung wieder absinken. Es ist wichtig, dass Sie diese beiden Techniken mit Ihrer Partnerin ausprobieren und mit ihnen experimentieren. Nur so werden Sie selbstbewusst in der Anwendung und lernen Ihre Erregung besser kennen. Auch Ihre Partnerin lernt Ihren Körper und dessen Erregbarkeit besser kennen. Rückschläge gibt es immer: Die Erregung wird zu überwältigend und Sie kommen zum Samenerguss. Machen Sie sich darüber keine Gedanken!

Genießen Sie Ihren Orgasmus und gehen Sie das nächste Mal die Übung langsamer an. Beschreiben Sie Ihrer Partnerin, was genau Sie zum Orgasmus gebracht hat und setzen Sie diese Reize beim nächsten Versuch sparsamer ein.
In der darauf aufbauenden Übung werden Ihre

Geschlechtsorgane miteinander Kontakt haben. Denken Sie auch hier nicht in erster Linie gleich an Sex. Vermeiden Sie jeden Stress. Nehmen Sie sich Zeit. Legen Sie sich am besten auf die Seite, so gegenüber Ihrer Partnerin, dass sich Ihre Geschlechter berühren. Dringen Sie aber nicht in sie ein. Überlassen Sie die Bewegungen erst einmal Ihrer Partnerin. Sie sollte nur mit den äußeren Bereichen der Scheide (der Schamlippen und der Klitoris) Ihren Penis berühren. Erspüren Sie die Haut, die Schamhaare und die Schamlippen an ihrem Penis. Konzentrieren Sie sich auf Ihre Empfindungen. Sobald die Erregung zu stark wird, unterbrechen Sie die Bewegungen und führen die Squeeze-Technik und/oder die Beckenbodenkontraktionen durch, bis Ihre Erregung wieder zurückgegangen ist. Beginnen Sie nun von neuem mit dem gegenseitigen Berühren der Geschlechtsorgane. Verzichten Sie anfänglich auf sonstige Berührungen. Streicheln Sie sich kaum mit den Händen. Halten Sie sich mit diesen Liebkosungen zurück und achten Sie auf das Gefühl am Penis. Experimentieren Sie mit der Zurückhaltung Ihres Orgasmus und nähern Sie sich langsam dem Höhepunkt. Achten Sie auf das Gefühl, das Sie kurz vor dem *Point of no return* haben und unterbrechen Sie die Berührung wieder. Nun beginnt die Erregung wieder von vorne. Versuchen Sie auf diese Weise Ihren

Orgasmus möglichst weit hinaus zu schieben.

Wenn Sie Ihren Orgasmus kontrollieren können und sich in den Anwendungen der Techniken sicherer fühlen, fahren Sie mit der nächsten Übung fort.

Achtung!
Vergessen Sie bei allen Übungen – auch den vorhergehenden und folgenden Übungen – nicht die sexuelle Befriedigung Ihrer Partnerin. Seien Sie besonders verständnisvoll, wenn Ihre Partnerin einmal keine Lust auf die Übungen und auf Sex verspürt. Sex ist keine Pflichtveranstaltung! Die Liebe sollte bei allen Übungen nie zu kurz kommen. Auf keinen Fall sollten die Übungen nach Schulbuchmethode „nur sachlich" ausgeführt werden. Es gehört viel Gefühl und Einfühlungsvermögen dazu. Gehen Sie locker und entspannt an alle neuen Herausforderungen heran. Nehmen Sie einen Rückschlag nicht zu schwer! Oft ist es leichter einem kleinen Misserfolg mit Humor zu begegnen als ewig darüber nachzugrübeln. Auch beim Sex sollte es diese humorvollen Momente geben, bei denen Sie zusammen über komische Situationen lachen können. Humor bedeutet nicht, den anderen auszulachen oder von ihm ausgelacht zu werden. Lachen hilft dabei, die Spannungsmomente, die zweifelsohne

vorkommen und den Stress aus der Gesamtsituation zu nehmen. Sex und die damit verbundenen Übungen nur als ernste Sache zu betrachten, wirkt eher kontraproduktiv. Freuen Sie sich auch über kleine Erfolge, die Sie zusammen mit Ihrer Partnerin erleben. Sie haben unendlich viele Versuche vor sich und schon beim nächsten Mal können Sie sich etwas besser entspannen.

Je öfter Sie üben und desto mehr Zeit Sie sich für die Übungen lassen, desto eher werden Sie Ihr Ziel erreichen. Es gibt Männer, die das Problem schneller in den Griff bekommen. Es gibt aber auch Männer, die mehr Zeit dafür brauchen. Aus diesem Grund gibt es keine Anweisung, wie oft Sie üben müssen. Eines steht jedoch fest: Je öfter Sie üben, desto leichter werden Ihnen die Techniken fallen. Je größer die Zeiträume zwischen den Übungen und damit zwischen den sexuellen Erregungen sind, desto sensibler werden Sie wieder reagieren. Öfter Orgasmen zu haben, wird Ihnen bei helfen, die Aufregung zu reduzieren und Sex als ganz „normale“ Sache zu betrachten. Ein wenig Routine schadet dabei nicht. Sie macht Sie nur sicherer und selbstbewusster. Es gibt bei diesen Übungen genauso wenig ein „Richtig“ oder „Falsch“. Erlaubt ist alles, was Spaß macht! Das gilt insbesondere für besondere Sexualtechniken wie Oralverkehr oder diverse Stellungen. Fühlen Sie sich irgendwann unwohl oder lehnen Sie eine Sexualpraktik ab, streichen Sie diese Variation einfach aus Ihrem Sexrepertoire. Es gibt sehr viele Möglichkeiten mit Ihrem Partner Sex zu haben – da kommt es auf genau diese Variante nicht an. Probieren Sie aus, was Ihnen gefällt.

Der erste „richtige“ Geschlechtsverkehr

Als angenehme erste Sexposition für den „richtigen“ Geschlechtsverkehr wird in der Fachliteratur oft die Reiterstellung genannt. Hierbei liegt der Mann auf dem Rücken. Die Frau setzt sich auf ihn und lässt den Penis in sich eindringen (s. Abb. 12).

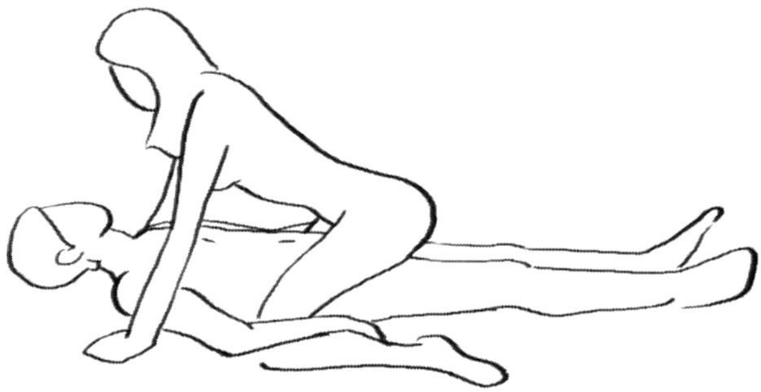

Abb. 12
Die Reiterstellung

Ist dies schon zu erregend, kann sich die Partnerin erst einmal auf Sie setzen und mit ihrer Scheide über Ihren Penis reiben. Wenn hier schon die Schwelle erreicht wird, bitten Sie Ihre Partnerin mit der Bewegung innezuhalten und führen Sie die beschriebenen Unterbrechungsmethoden (Squeeze-Technik und Beckenbodenanspannung) durch, bis Ihre Erregung wieder nachlässt.

Sie müssen sich sicher fühlen und die Intensität der Berührung bestimmen. Sagen Sie Ihrer Partnerin, wie sie sich bewegen soll: seitlich, vor und zurück oder rauf und runter. Achten Sie auf Ihr Gefühl.

Fühlen Sie sich sicher, Ihren Orgasmus kontrollieren zu können, lassen Sie Ihren Penis leicht in die Scheide eindringen. Sie müssen ihn nicht ganz eindringen lassen, falls das schon zu erregend für Sie ist. Ihre Partnerin sollte sich dabei möglichst langsam bewegen – wie im Zeitlupentempo – um durch die Reibung den Penis nicht sofort zu stark zu stimulieren. Auch Gleitmittel kann nützlich sein, da es die Reibung minimiert und der Penis nicht zu stark gereizt wird.

Visuelle Reize können natürlich zu stark wirken und einen sofortigen Samenerguss auslösen. Der Anblick der Brüste wirkt für viele Männer besonders erregend (s. Abb. 13). Sollte das auch für Sie zutreffen, schließen Sie erst einmal die Augen, um sich nur auf Ihr Körpergefühl konzentrieren zu können. Ihre Partnerin sollte Sie möglichst wenig mit den Händen streicheln oder stimulieren. Für viele Männer ist auch die Berührung der weiblichen Brust mit ihren Händen bereits „zu viel“. Klammern Sie diese Zärtlichkeiten deshalb zuerst einmal aus Ihrem Liebesspiel aus.

Achten Sie im Moment nur auf das Gefühl an Ihrem Penis und teilen Sie Ihrer Partnerin mit, auf welche Weise Sie sich bewegen sollte. Sagen Sie ihr, was Sie stark erregt und was für Sie eher abschwächend wirkt.

Langsame Bewegungen sind in der Regel nicht so reizintensiv. Bitten Sie Ihre Partnerin darum, sich nur im Zeitlupentempo zu bewegen. Überlassen Sie ihr alle Bewegungen und entspannen Sie sich. Wenn Sie sich dem Höhepunkt nähern, wenden Sie die Squeeze-Technik an und/oder spannen die Beckenbodenmuskulatur an. Ihre Partnerin sollte sich dann nur noch ganz langsam bewegen oder auf Ihnen sitzen bleiben, damit die Erregungskurve wieder absinken kann. Haben Sie sich beruhigt, bewegt sich Ihre Partnerin aufs Neue und die Erregung steigt wieder. So lässt sich der Zeitpunkt des Samenergusses immer weiter hinauszögern.

Der Anblick der weiblichen Brust kann natürlich auch schon das gewisse „etwas“ zuviel sein (s. Abb. 13). Bitten Sie Ihre Partnerin dann, erst einmal ein T-Shirt zu tragen und bauen Sie diesen Reiz erst dann in den Geschlechtsverkehr ein, wenn Sie sich sicher genug fühlen, sich kontrollieren zu können. Sie können so schrittweise immer mehr Reize hinzufügen. Natürlich dürfen Sie Ihre Partnerin dann auch liebkosen. Es ist jedoch ratsam, sich erst über mehrere Anläufe diesem Stadium zu nähern, um nicht gleich wieder in alte Muster zu verfallen und die Sache zu überstürzen. Führen Sie immer dann einen Reiz zusätzlich ein, wenn Sie sich sicher fühlen und „routinierter" sind.

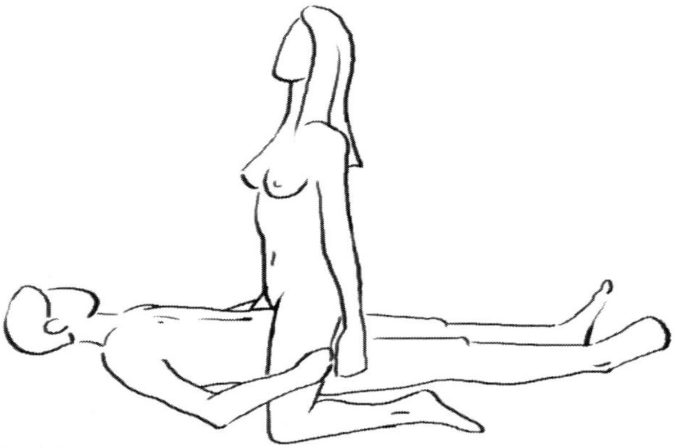

Abb. 13
Die Reiterstellung mit visuellen Reizen

Es kann natürlich sein, dass ein Reiz so überwältigend ist, dass er immer im frühzeitigen Orgasmus endet. Schließen Sie diesen dann erst einmal aus den Übungen aus. Es gibt Paare, die deshalb z.B. in ihrem Sexualleben vollständig darauf verzichten zu stöhnen. Natürlich ist das eine legitime Methode, trotzdem zusammen befriedigenden Sex zu erleben. Nicht alle Gefühle, wie Schreien, Stöhnen, Berühren usf. müssen auch ausgelebt werden, um ein glückliches Sexualleben zu führen. Sprechen Sie mit Ihrer Partnerin darüber, was Sie regelmäßig so erregt, dass Sie einfach sofort kommen müssen. Sie kann diesen Reiz dann auch bewusst als Auslöser einsetzen. Es gibt Frauen, die z.B. während des Geschlechtsverkehrs sehr leise sind. Merken sie, dass sie sich selbst ihrem Höhepunkt nähern, sagen Sie z.B. „Bitte komm!“ oder sie fangen an zu stöhnen. Dieser akustische Reiz wirkt dann so intensiv, dass ihre Partner quasi „auf Kommando“ kommen und die Paare damit einen gleichzeitigen und sehr befriedigenden Orgasmus erleben. Experimentieren Sie deshalb mit diesen Reizen und sprechen Sie mit Ihrer Partnerin darüber. Wenn Sie eine vertrauensvolle Beziehung führen, können Sie sicher sein, dass Ihre Partnerin sich während des Verkehrs bemühen wird, sich anfänglich zurückzuhalten und erst später richtig loszulegen. Je besser Sie sich kennen und je mehr Sie über ihre Sexualität reden, desto leichter wird es Ihnen fallen, das richtige Gespür für einander zu entwickeln.

Eine weitere „reizarme“ Stellung ist die Löffelchenstellung, bei der die Partner auf der Seite liegen (ähnlich der Übung ohne Sexualverkehr).

Der Mann liegt hinter der Partnerin. Seine Brust liegt also an ihrem Rücken (s. Abb 14).

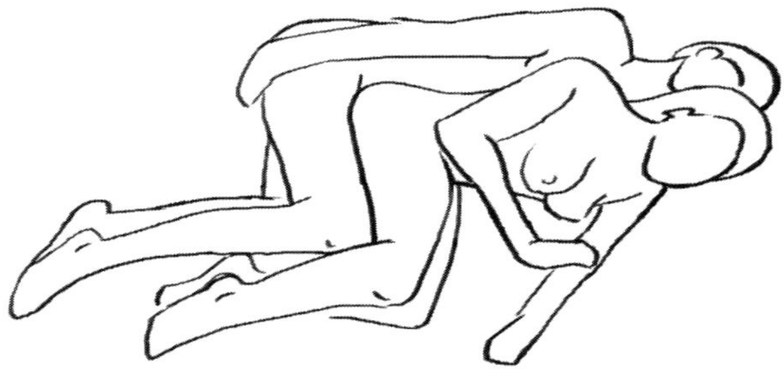

Abb. 14
Die Löffelchenstellung mit reduzierten visuellen Reizen

Diese Stellung ist besonders dann empfehlenswert, wenn der Anblick, d.h. der visuelle Reiz der Partnerin als zu stark empfunden wird. Visuelle Reize gehen in erster Linie von den Brüsten, vom Gesicht und vom Genitalbereich der Frau aus. Genau diese Körperteile sind bei der Löffelchenstellung nicht einsehbar und lenken deshalb auch nicht ab. Der Mann kann sich vollkommen auf seine Bewegungen konzentrieren. Wenn er die Squeeze-Technik anwenden will, kann er seiner Partnerin ein Zeichen geben. Sie drückt nun mit ihrer Hand zwischen ihren Beinen auf seinen Steg. Die Erregung geht zurück und der

Orgasmus kann verzögert werden. Wenn die Frau die Beine beim Verkehr etwas spreizt ist der Druck auf den Penis und die Reibung in der Scheide nicht so groß. Stellungen, bei denen die Frau ihre Beine weiter geöffnet hält, können eine Möglichkeit sein, die Stimulation des Penis generell nicht so intensiv zu gestalten.

Eine weitere Stellung, die sich anbietet ist die A Tergo Stellung (s. Abb. 15). Hierbei kniet sich der Mann hinter der Frau und dringt in sie ein. Zu beachten ist dabei, dass der Anblick des Pos und die vollkommene Kontrollmöglichkeit stark erregend auf Männer wirken. Um diese Stellung weniger erregend zu gestalten, kann der Mann seinen Oberkörper nach vorne neigen. Dadurch kann er sich nicht so leicht in großen Schüben bewegen. Auch die visuellen Reize sind so minimiert.

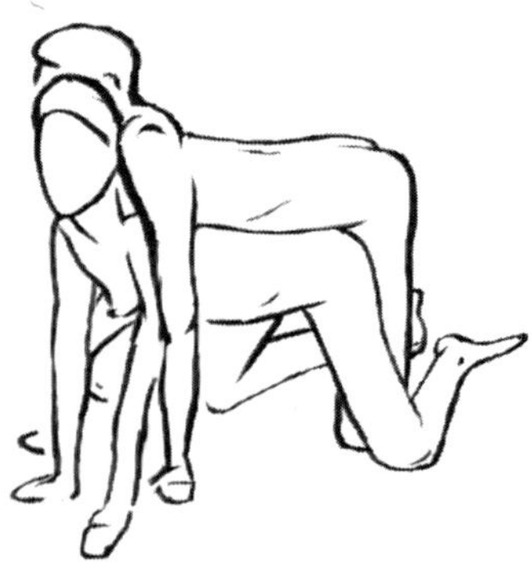

Abb. 15
Die A Tergo Stellung mit reduzierten Reizen

Die Wiegestellung bietet sich ebenso als reizärmere Stellung an. Die Frau setzt sich dabei auf die Oberschenkel des Mannes (s. Abb. 16). Er kann so eindringen und durch wiegende Bewegungen stimulieren. Hastige Bewegungen mit großen Schüben sind dem Mann so nicht möglich. So kann die Stimulation minimiert und damit die Dauer des Geschlechtsverkehrs vergrößert werden. Umarmen sich die Partner eng, reduzieren sich auch die visuellen Reize und können dann Stück für Stück eingebunden werden. Ist die Stellung im Bett oder auf dem Boden zu unbequem, kann sich der Mann auf einen Stuhl setzen. Die Partnerin setzt sich dann auf seine Oberschenkel und nimmt den Penis in sich auf.

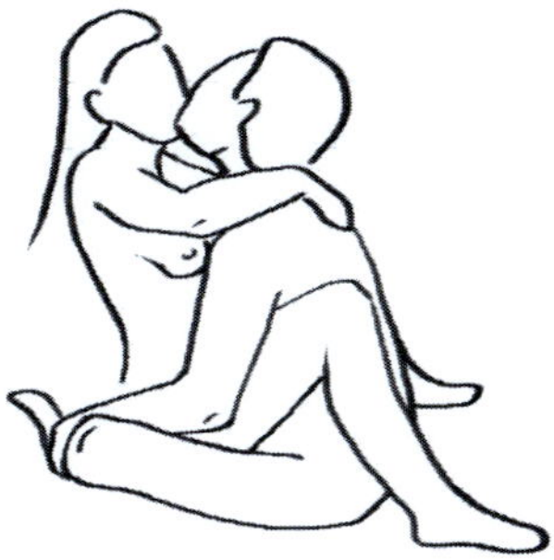

Abb. 16
Die Wiegestellung

Sex ist nicht gleich Sex

Jeder weiß, dass es erotischere und unerotischere Stellungen gibt. Sie haben bestimmt schon viele Stellungen ausprobiert. Einige reizen anatomisch den Penis mehr als andere. In einigen wirken die visuellen Reize stärker als in anderen Stellungen. Folgende Tatsachen haben sich als Erfahrungswerte herauskristallisiert:

- Kniet der Mann hinter der Frau und dringt in Sie ein, streichelt Ihr Gesäß oder ihren Analbereich ist dies eine der erotischsten Stellungen für ihn (s. Abb. 17).

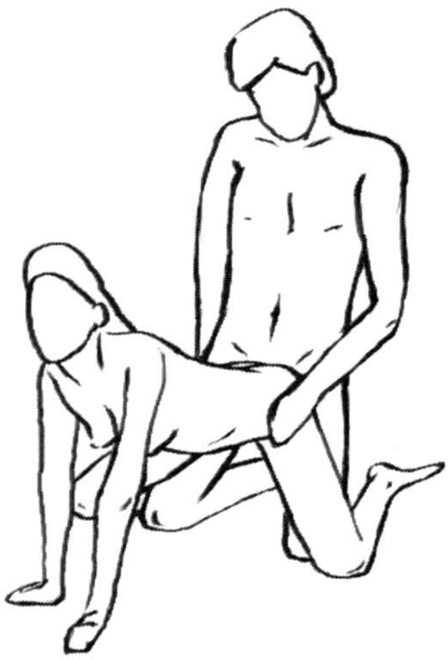

Abb. 17
Die reizstarke A Tergo Stellung

Selbst Männer, sie Schwierigkeiten damit haben, überhaupt zum Orgasmus zu kommen, haben meist in dieser Stellung nach kurzer Zeit Erfolg. Der Grund dafür kann der Anblick des weiblichen Pos sein, ebenso kann die Dominanz des Mannes, dem die vollkommene Handlung übertragen ist, der Auslöser des Orgasmus sein. In dieser Stellung sind sehr schnelle Bewegungen und festes Stoßen möglich. Vielen Männern fällt es deshalb schwer, sich in ihren Bewegungen zurückzuhalten. Leiden Sie besonders in dieser Stellung unter *Ejaculatio Praecox*, können genau diese Reize die Ursache sein. Probieren Sie andere Stellungen, bei deren Ausübung Sie eine reizärmere Umgebung erwartet. Geben Sie mehr Kontrolle über den Sex an Ihre Partnerin ab.

- Durch verschieden starkes Öffnen der Beine kann die Frau den Druck auf den eingedrungen Penis verstärken oder abschwächen. Weit geöffnete Positionen, wie z.B. die Missionarsstellung können dabei helfen, den Penis weniger stark zu reizen (s. Abb. 18). Wenn der *Point of no return* fast erreicht ist, kann der Mann seine Hüfte auf die der Frau absenken und dort solange in ihr verharren, bis seine Erregung abgeklungen ist. Die Partnerin kann durch die Squeezing-Technik den Steg des Mannes erreichen und die Erregung unterbrechen (s. Abb. 19).

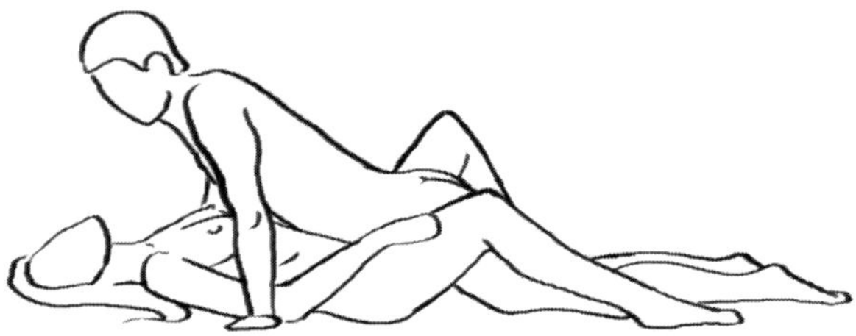

Abb. 18
Die Missionarsstellung

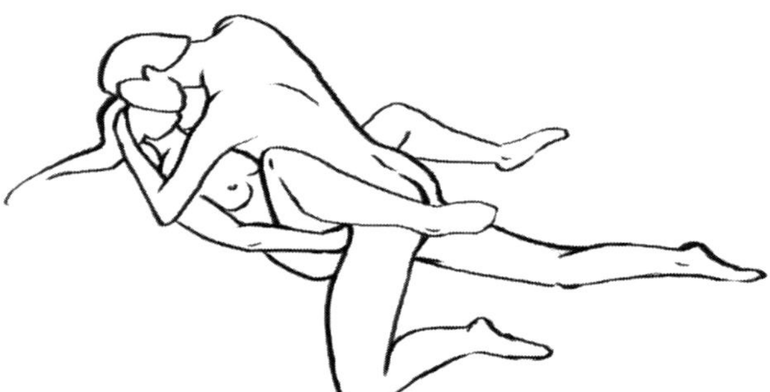

Abb. 19
Das Anwenden der Squeeze-Technik in der Missionarsstellung durch die Partnerin

- Die Verwendung von viel Gleitmittel kann die Erregung minimieren, da die Reibung in der Scheide durch den Gleitfilm abgeschwächt wird. Stellen Sie auch hierbei ein Glas warmes Wasser bereit. Sie können damit den Gleitfilm immer wieder auffrischen, damit es sich nicht trocken anfühlt.

- Die Verwendung eines Kondoms wird von einigen Männern als Mittel der Reizreduzierung beschrieben. Die Gummihaut des Präservativs „schluckt" das Gefühl der Reibung in der Scheide etwas.

- Das Licht während des Sexualverkehrs ist für viele Paare ein entscheidender Faktor. Experimentieren Sie mit der Beleuchtung. Das Licht einer einzigen Kerze im Raum lässt viele Reize im Dunkeln. Ihre Phantasie wird angeregt und Sie können sich besser entspannen.

Die Reizreduzierung

Achten Sie einmal darauf, was Sie besonders an Ihrer Partnerin erregt.

- Ist es ihr Stöhnen, ihr Schreien oder Ihr Blick?
- Welche Körperbewegungen erregen Sie am meisten?
- Mit welchen Sinnen nehmen Sie in erster Linie erotische Reize auf?
- Schauen Sie gerne zu?
  Welche Körperpartien an Ihrer Partnerin, welche Stellungen, welche Posen erregen Sie am stärksten?
- Hören Sie gerne zu?
- Welche Laute wirken besonders erregend?
- Mögen Sie Musik beim Sex?
- Welchen Geruch finden Sie sehr anziehend? Trägt sie ein bestimmtes Parfüm?
- Welche Körperpartien Ihrer Partnerin finden Sie erregend, wenn Sie sie berühren?
- Werden Sie besonders durch Küssen erregt?
- Ist der visuelle Anblick Ihrer sich entblößenden Partnerin sehr erregend für Sie?
- Welche Art von Dessous bevorzugen Sie?
- Welche Beleuchtung bevorzugen Sie?
- An welchen Orten haben Sie gerne Sex oder würden Sie gerne Sex haben?

Unterhalten Sie sich über diese Fragen. Viele Männer haben den vorzeitigen Samenerguss einfach dadurch beseitigen können, indem sie auf einen ganz bestimmten Reiz beim Sex verzichteten. So wird von Männern oft das Stöhnen und Schreien der Partnerinnen während des Verkehrs als „zu erregend“ empfunden. Ist das auch bei Ihnen der Fall, bitten Sie Ihre Partnerin einfach einmal leiser zu sein, oder auf das Schreien ganz zu verzichten.

Einige Männer klagen darüber, dass der vorzeitige Samenerguss nur bei einer bestimmten Partnerin auftritt, z.B. hatten sie bei ihrer Exfreundin damit keine Probleme. Woran kann das liegen? Vergleichen Sie in diesem Fall Ihren früheren mit Ihrem jetzigen Sexualverkehr. Inwiefern hat er sich verändert? Agiert Ihre jetzige Partnerin vielleicht mehr oder anders? War Ihre frühere Partnerin eher passiv? Liegt es an anderen Stellungen oder anderen visuellen oder akustischen Reizen? Liegt es an einer anderen Umgebung? Wie oft hatten Sie früher Sex?

Je intensiver Sie sich damit beschäftigen, welche Reize Sie besonders erregen, desto leichter können Sie sie selektieren und benennen. Erörtern Sie die Fragen am besten mit Ihrer Partnerin. Sie kann Ihnen ihre Vorlieben mitteilen und Sie können dann auch auf ihre Wünsche eingehen. Kommunikation ist eines der wichtigsten „Heilmittel“ zur Behandlung des vorzeitigen Samenergusses. Leiden Sie an *Ejaculatio praecox*, leidet Ihre Partnerin unwillkürlich mit. Es ist kein Problem, das nur Sie betrifft und das Sie in erster Linie alleine lösen sollten. Ein chronischer vorzeitiger Samenerguss führt manchmal dazu, dass aus besagten Gründen überhaupt kein Sex mehr ausgeübt wird. Das ist nicht nur für den Betroffenen ein großes Leiden – die Partnerin trifft es ebenso. Sie muss im schlimmsten Fall die Launen, die mangelnde Befriedigung, die Ängste und Selbstvorwürfe des Betroffenen ertragen. Nur wenn die Partnerin schon früh in das Problem eingeweiht und mit ihr zusammen an Lösungen gearbeitet wird, wird sich auch die Partnerschaft wieder entspannen können. So ist der zukünftige Weg nicht mehr mit Misserfolgen und Missverständnissen gepflastert – sondern das Problem wird zu einem gemeinsamen Fall an dem beide Partner aktiv arbeiten können, um ein befriedigendes Ergebnis zu erreichen. Viele Männer erörtern das Thema nicht mit ihrer Partnerin. Sie schweigen lieber und ziehen sich zurück. Nicht selten entstehen dadurch auch platonische Liebesverhältnisse, bei denen die Paare ganz auf Sex verzichten. Sex bleibt von nun an ausgeklammert, da zu viele Misserfolge den Mut für weitere Versuche genommen haben. Nicht selten wird dann von Betroffenen behauptet: „Ich fühle mich auch ohne Sex gut!“ Dieses Gefühl ist natürlich niemandem abzusprechen. Nur ist dem entgegenzuhalten, dass ein glückliches Sexualleben ein entscheidender Teil einer Partnerschaft sein kann.

Der Weg ist das Ziel!

Sie haben vermutlich bereits erkannt, dass bei Ihrem Sex nun nicht mehr nur das Ziel entscheidend ist – nämlich immer schnell zu kommen – sondern hauptsächlich das Gefühl während des Verkehrs. Ein ausschließlich zielorientiertes Denken, wie es bei unzähligen Männern der Fall ist, führt unweigerlich zu Leistungsdruck und zu einem „Abarbeiten“ der schönsten Sache der Welt. Diese Männer sprechen meist vom „Druck in den Eiern, den Sie möglichst schnell ablassen müssen“, vom „schnellen Abspritzen“, vom „Wichsen“ usf. Die Formulierungen sind meist cool und etwas negativ gefärbt. Sie dienen dazu, die sexuelle Handlung auf ein bloßes „Handwerk“ oder eine schnelle Befriedigung der Geilheit zu reduzieren. Sex ist aber sehr viel mehr als nur das banale „Raus und Rein“! Es umfasst viel Hingabe, Vertrauen und Einfühlungsvermögen der Partner. Wird der Sex mechanisch und schnell vollzogen und wird wenig auf die Bedürfnisse des Sexualpartners geachtet, ist diese Form von Sex eigentlich nur egoistisch zu nennen. Sex ist dann nur die Befriedigung des eigenen Bedürfnisses. Diese negative Form von Sex ist natürlich nicht mit einem gesunden „Quicky“ vergleichbar – denn der setzt trotz der Kürze die Befriedigung beider Partner voraus!

Sonstige Lösungen

Da das Problem der *Ejaculatio praecox* hauptsächlich ein Problem im „Kopf“ des Betroffenen ist, sollte es natürlich wenn möglich auch dort behandelt werden. Das Umlernen, das Üben und das damit verbundene Erreichen der Körperkontrolle sollte deshalb die bevorzugte Therapie sein. Durch das Anwenden von technischen Hilfsmitteln, wie z.B. von Kondomen, oder von Medikamenten, wie z.B. von Psychopharmaka, werden die Ursachen des vorzeitigen Samenerguss nicht therapiert. Man(n) läuft dabei Gefahr, ewig an sich herumzudoktern, nur weil der Sache nicht einmal richtig auf den Grund gegangen wird. Von Fall zu Fall kann es aber auch von Vorteil sein, durch einen vorübergehend guten Sex wieder das Selbstbewusstsein aufzubauen. Therapeuten verschreiben deshalb nach genauer Diagnose der Sexualstörung auch Medikamente, die die Therapie begleiten. Sie können dabei helfen, durch den endlich wieder funktionierenden Sex, Glücksgefühle zu erleben und das Selbstwertgefühl zu steigern. Die Betroffenen werden sich so wieder bewusst, dass ihre Krankheit heilbar ist.

Hilfsmittel und Medikamente

Gleitmittel

Das einfachste und „natürlichste“ Mittel, um die Reibung des Penis und damit seine Erregung im Inneren der Scheide zu reduzieren ist Gleitmittel. Besonders Frauen, die Probleme dabei haben, beim Sex genügend feucht zu werden, sollten die Anwendung von Gleitmitteln erwägen. Gleitmittel gibt es von unterschiedlichen Herstellern in verschiedenster Zusammensetzung. Es werden in der Regel Öle oder spezielle Gleitcremes oder –gels angeboten. Achten Sie vor der Anwendung auf eventuelle Allergierisiken. Zudem sollten Sie beachten, dass bei der Anwendung von Kondomen nur speziell dafür geeignete Gleitgels verwendet werden dürfen. Öle, Fette und sonstige Hausmittel können die Gummihaut des Präservativs beschädigen und dazu führen, dass es nicht mehr sicher ist! Erkundigen Sie sich im Zweifelsfall bei Ihrem Arzt oder Apotheker, welche Gleitmittel in diesem Fall zu empfehlen sind.

Kondome

Ein einfaches technisches Mittel, welches den Reiz der Reibung am Penis abmildert, ist das Kondom. Das Anwenden von Kondomen ist bekanntlich Geschmacksache. Bei vielen Männern wirkt schon der Anblick, der Geruch oder die Handhabung des Kondoms extrem lustmindernd. Sie haben dann Schwierigkeiten überhaupt zur Erektion zu kommen. Für diese Männer wäre das Kondom also eine wenig geeignete Lösung.
Bei anderen Männern wirken genau einzelne dieser Faktoren erregend. Hier muss also jeder Mann seinen individuellen Weg finden.

In den meisten festen Paarbeziehungen liegt das Kondom kaum noch auf dem Nachttisch. Die Zeiten haben sich gewandelt. Sehr viele Frauen nehmen die Pille oder andere Verhütungsmittel und vermeiden so die dauerhafte, oft von den Männern als lästig empfundene Gummianwendung. Für Paare, die noch nie ein Kondom beim Geschlechtsverkehr benutzt haben, kann dies aber auch eine vollkommen neue und bereichernde Erfahrung sein. Da Männer sich manchmal sehr gegen Kondome sträuben, ist es auch an der Partnerin, hier einmal die Initiative zu ergreifen und das Kondom vielleicht in ein

Liebesspiel einzubinden. Frauen empfinden den Gebrauch von Kondomen in der Regel nicht als so abregend wie Männer. Da die Erregung der Klitoris, als sensibelster Teil des weiblichen Geschlechtsorgans, nur in den äußeren Bereichen der Scheide stattfinden kann, stört das Kondom hier in der Regel überhaupt nicht. Es wird von manchen Frauen sogar als angenehm empfunden, da es die Samenflüssigkeit des Mannes in seinem Reservoir aufnimmt und so später nichts „auslaufen" kann.

Ein weiterer angenehmer und oft lebenswichtiger Aspekt von Kondomen ist der Schutz vor Geschlechtskrankheiten und der Immunschwächekrankheit AIDS. Alleine schon zum Schutz des eigenen Lebens sollte der Gebrauch von Kondomen bei oft wechselnden Sexualkontakten die Regel sein!

Kondome gibt es von verschiedenen Herstellern in unterschiedlichen Ausführungen. Es wären in erster Linie die Kondome mit dickerer Gummihaut zu empfehlen, wie z.B. „London Extra Stark", „ER2 Extra Reissfest", „HT special extra stark", etc. Diese Modelle weisen in der Regel eine Wandstärke von ca. 0,1 mm auf. Dünne und damit gefühlsechtere Kondome haben hingegen eine Wandstärke von ca. 0,05 mm. Das dickere

Material ist nicht nur reißfester – es absorbiert auch mehr Reibungsgefühl, was den Orgasmus hinauszögern kann.

Kondome mit Betäubungsgel

Seit einiger Zeit führen Hersteller auch Kondome mit „eingebauten“ Medikamenten. Diese Kondome mit spezieller Innenbeschichtung betäuben die Erregungsempfindlichkeit des Penis etwas. Das Anästhetikum, ein Betäubungsmittel, kann die Empfindlichkeit der Nervenendigungen reduzieren und dabei helfen, die Erregung zu vermindern. Wirkstoff ist bei den meisten Herstellern Benzocain in der Beschichtung wie z.B. beim „durex Performa“. Der „Life Styles Endurance“ ist mit dem Anästhetikum Lidocain beschichtet, das ebenfalls die Empfindlichkeit des Penis reduziert und dabei helfen kann, den Höhepunkt hinauszuzögern. Kondome mit Betäubungsgel führen verschiedene Hersteller. Die hier aufgeführten Produkte sind nur beispielhaft aufgeführt.

Natürlich gibt es auch Betäubungsgel oder -spray zum direkten Auftragen auf den Penis. In der Regel muss die Behandlung aber ca. 15 Minuten vor dem Geschlechtsverkehr erfolgen. Durch die äußerliche Anwendung des Präparats kommt die Partnerin allerdings auch in Kontakt mit dem Medikament. Die Anwendung mittels eines Kondoms ist also vorzuziehen, um die Partnerin nicht zu betäuben und damit unempfindlicher zu machen.

Bei einem Teil der Männer gibt es Erfolge, die über eine Verzögerung ihres Orgasmus von bis zu acht Minuten durch betäubende Präparate berichten. Leider ist das nicht bei allen Männern so. Die Ausschaltung eines einzigen Reizes – nämlich der Sensibilität des Penis – ist kein Garant für den Erfolg. Alle sonstigen Reize (z.B. visuelle und akustische Reize, Berührungen, etc.), die vom Gehirn verarbeitet werden, können trotz betäubtem Penis den Ejakulationsreiz auslösen.

Achtung vor Wundermitteln!

Im Internet werden von diversen Anbietern immer wieder Wundermittel gegen den vorzeitigen Samenerguss zum Kauf angeboten. Genau wie die angeblichen Potenzmittel, die zu Wucherpreisen angepriesen werden, sind auch diese Angebote meist nur Abzocke. Die Preise für diese „Zaubermittel" liegen in der Regel um die 50 Euro und mehr. Es handelt sich vor allem um pflanzliche Mittel, deren Wirksamkeit nicht durch klinische Tests nachgewiesen ist. Nach heutigem Wissensstand gibt es kein Mittel der Pharmaindustrie gegen den vorzeitigen Samenerguss. Nach Presseberichten (Stand 2005) soll es ein spezielles Medikament erst ca. 2006 geben.

Medikamente

Neben den beschriebenen Anästhetika, die direkt auf den Penis aufgebracht werden und den Spezialkondomen mit integrierten Anästhetika gibt es weitere Medikamente, die helfen können. Hat die Sexualtherapie (Psychotherapie oder Paartherapie) nur wenig Erfolg, können auch Medikamente vom behandelnden Arzt verschrieben werden, die den Orgasmus weiter hinauszögern können. Als Medikamente werden in der Regel Psychopharmaka und Präparate mit ejakulationshemmenden Nebenwirkungen eingesetzt. Da es im Moment noch kein Medikament gibt, das speziell gegen vorzeitigen Samenerguss wirkt, macht man sich bei der Behandlung die Nebenwirkung einiger Präparate zu nutze. Es ist damit so gut wie unumgänglich auch weitere Reaktionen im Körper des Patienten hervorzurufen. Psychopharmaka können bewusstseinsverändernde Zustände bewirken und haben oft neben der erwünschten ejakulationshemmenden Wirkung auch noch andere Nebenwirkungen wie z.B. Übelkeit. Sie sind verschreibungspflichtig und dürfen nur in Begleitung einer ärztlichen Behandlung eingenommen werden. Auch das Absetzen dieser Medikamente ist mit Risiken verbunden (z.B. Depressionen, Sucht, etc.) und muss vom behandelnden Arzt genau überwacht werden. Es ist auf jeden Fall von einer Selbstverordnung dieser Medikamente abzuraten!

Welche Medikamente werden verschrieben?

Einerseits wären dies diverse Alpha- und Betablocker (z.B. Phenoxybenzamin®), Antidepressiva (z.B. Chlomipramin®) und Serotonin-Inhibitoren (z.B. Fluoxetin®), andererseits Psychopharmaka (z.B. Thioridazin®).

Eine Heilung des vorzeitigen Samenergusses nur durch Medikamenteneinnahme ist allerdings nicht möglich. Sobald die Präparate abgesetzt werden, ist der Betroffene wieder mit seinem Problem konfrontiert. Allerdings können die Präparate den Stress und die Angst während einer begleitenden Therapie reduzieren helfen und somit ihren Beitrag zur Genesung leisten.

Die erwünschten positiven (Neben)wirkungen der Präparate überwiegen von Fall zu Fall allerdings nicht die negativen (Neben)wirkungen. Eine Behandlung mit Medikamenten dieser Art sollte somit nur das letzte Mittel sein – also nur, wenn Sexual- und/oder Paartherapie sowie Techniken und Übungen erfolglos geblieben sind.

Zurzeit befindet sich in den USA das erste Medikament in der Zulassungsphase, das speziell zur Behandlung des vorzeitigen Samenergusses entwickelt wird. Das Präparat Dapoxetin® wird wahrscheinlich Ende 2006 zugelassen und in den USA auf den Markt gebracht. Wann es in der Bundesrepublik Deutschland zugelassen wird, ist noch offen. Viele Männer, die an *Ejaculatio praecox* leiden, haben gleichzeitig Probleme eine Erektion zu bekommen. Das neue Medikament wird im Moment auf Wechselwirklungen mit dem Präparat Viagra® untersucht. Sollte die Einnahme des Medikaments unproblematisch sein, wird vermutlich durch die gleichzeitige Einnahme von Viagra® und Dapoxetin® eine dauerhafte Erektion mit hinausgezögerter Ejakulation möglich. Wie das Präparat in der Praxis anzuwenden ist, wird die Zukunft zeigen.

Es hilft nichts ... und nun?

Die Sexualtherapie

Natürlich gibt es auch Fälle der *Ejaculatio praecox*, die den Gang zum Sexualtherapeuten unausweichlich machen. Jeder kann nachvollziehen, dass der Schritt, sich mit dieser intimen Angelegenheit an einen fremden Arzt zu wenden, für niemanden leicht ist. Scham und Angst vor dem Ungewissen kommen nun auch noch erschwerend hinzu.

Falls Sie mit der Therapie in Eigenregie mit den beschriebenen Übungen keinen Erfolg hatten oder sich nur unbefriedigende Verbesserungen einstellen, verbunden mit übermäßig vielen Rückschlägen und Enttäuschungen, suchen Sie möglichst bald einen Therapeuten auf! Er ist mit dem Thema bestens vertraut und gibt Ihnen eine genaue Anleitung an die Hand. Ebenso ist es ihm möglich, Sie parallel zur Therapie medikamentös zu behandeln. Er wird Sie darin bestärken, Ihre Partnerin mit in das Problem einzubeziehen. Die Vorteile einer solchen „Paartherapie" sind hier kaum alle umfassend zu erörtern. Psychologisch können Vorurteile, Ängste, Hemmungen und vieles mehr aufgearbeitet und in individuellen Sitzungen erörtert werden. Nicht selten löst sich so auf einmal der „Knoten" und ein Problem, das vorher so gar nicht offensichtlich war, wird zum entscheidenden Schlüssel, ein glücklicheres Sexualleben zu führen.

Es gibt das bekannte Vorurteil, dass nur „Verrückte" zum Psychiater gehen. Sehen Sie den Sexualtherapeuten deshalb in erster Linie als Arzt. Er hat vielleicht genau den entscheidenden Hinweis, den Sie für Ihre Lösung benötigen. Er hat unter Umständen regelmäßig ähnliche Fälle und kennt sich somit gut aus. Er kann Ihnen Mut machen, Ihr Problem in den Griff zu bekommen. Dann steigt Ihr Selbstbewusstsein und Sie fühlen sich „gesünder" und mutiger das Thema anzupacken. Nutzen Sie die Möglichkeiten der Beratung. Telefonieren Sie zuerst einmal mit einem Therapeuten. Wenn es Ihnen zu peinlich ist und Sie Angst davor haben, einem Bekannten über den Weg zu laufen, suchen Sie sich einen Therapeuten in einer anderen Stadt oder einem anderen Stadtteil aus. Wenn Ihnen der Arzt unsympathisch ist, zwingt Sie niemand, sich ihm anzuvertrauen – obwohl Sie einen Termin gemacht haben! Gehen Sie zu einem Arzt, dem Sie vertrauen und bei dem Sie ein gutes entspanntes Gefühl haben. Das ist Ihr gutes Recht. Sie haben freie Arztwahl! Falls Sie nicht mit Ihrem Hausarzt über das Problem sprechen wollen, ist dies verständlich. Gehen Sie gleich zum Spezialisten – einem Urologen oder einem Sexualtherapeuten.

Wie finde ich den richtigen Therapeuten?

Auch bei der Wahl des Therapeuten ist es wichtig, sorgfältig vorzugehen. Fragen Sie ihn, ob er schon Erfahrungen auf diesem Gebiet vorweisen kann und wie viele dieser Fälle er schon betreut hat. Es ist wichtig, dass Sie an einen erfahrenen Arzt geraten. Auch das Fachgebiet ist entscheidend. So wie Sie wegen eines Knochenbruchs zu einem Orthopäden und nicht zu einem Internisten gehen, sollten Sie auch hier möglichst einen Psychologen oder Arzt mit der Fachrichtung „Sexualmedizin" auswählen. Diese Ärzte verfügen meist über die nötige Erfahrung und das aktuelle Fachwissen, Ihren Fall richtig einzuordnen und dementsprechend zu behandeln. Falls Sie bereits wegen eines anderen Leidens in Behandlung bei einem Psychotherapeuten sind, sprechen Sie mit ihm über Ihr Problem und fragen Sie ihn nach einer geeigneten Lösung.

Hinweise an die Partnerin

Der vorzeitige Samenerguss wird von Männern oft nicht von sich aus zur Sprache gebracht. Es besteht eine sehr große Hemmschwelle, über dieses Thema überhaupt zu sprechen – insbesondere mit der Partnerin. Der Leidensdruck und der negative Stress der Betroffenen sind sehr groß und es besteht die Gefahr, dass das Problem chronisch wird.

In der heutigen Zeit verwirklichen Frauen ebenso wie Männer ihre sexuellen Wünsche. Für viele Frauen ist es aber schwer oder unmöglich, nur durch die Penetration mit dem Penis zum Orgasmus zu kommen. Es lässt sich nun leicht vermuten, dass der Mann durch sein mangelndes Durchhaltevermögen der Verursacher dieses Problems sei – also unter vorzeitigem Orgasmus leide. Männer, die mit großen Erwartungshaltungen ihrer Partnerinnen konfrontiert sind, fühlen sich nach erfolglosen Versuchen verunsichert. Die zu großen Erwartungen an ihre Manneskraft führen in einen Teufelskreis – denn Versagensangst und Stress wirken zusätzlich einem längeren Sexualverkehr vor dem Orgasmus und einer starken Erektion entgegen.

Folgendes sollten Sie deshalb als Frau berücksichtigen:

- Die Erregungskurven der Frau verläuft nicht parallel zur Kurve des Mannes (s. Abb. 3). Für das unterschiedliche Erregungsniveau während des Sexualverkehrs sind mehrere Faktoren verantwortlich: z.B. empfinden Männer visuelle Reize stärker als Frauen. So ergibt sich eine unterschiedliche Erregung, die zu einem zeitversetzten Höhepunkt führen kann. Oder die Sexualstellung ist nicht für beide Partner gleich erregend. Das ist ganz normal.

- Die Frau ist anatomisch so gebaut, dass in diversen Stellungen das Eindringen des Penis zwar als angenehm aber nicht als besonders erregend empfunden wird. Wird die Klitoris der Frau beim Sex nur wenig berührt und stimuliert, steigt die Erregungskurve nicht so schnell an. Die Frau kommt später oder überhaupt nicht zum Orgasmus.

- Sexualität funktioniert nicht wie im Film. Ausdauernder Sex mit einer Erektion, die über 30 Minuten anhält, ist für die meisten Männer nicht möglich. Nur zeitweiliges Entspannen hilft dabei, die Erregungskurve nicht zu schnell ansteigen zu lassen.

Folgende Tipps können Ihnen als Frau helfen, das Problem mit Ihrem Partner in den Griff zu bekommen:

- Sprechen Sie Ihren Partner auf das Problem an. Kommunikation ist das beste Mittel um näher zueinander zu finden und Spannungen abzubauen. Bieten Sie Ihre Hilfe an – auch die, mit zu einer Paartherapie zu gehen – selbst wenn Sie den Gedanken daran auch unangenehm finden. Alleine dadurch, dass Sie Ihre Hilfe anbieten und Ihre Bereitschaft zeigen, das Problem mit Ihrem Partner zusammen zu lösen, geben Sie ihm den notwendigen Rückhalt und die entscheidende Motivation.

- Nehmen Sie den Erwartungsdruck aus jeder sexuellen Situation. Nicht das Ziel, sondern der Weg dorthin ist entscheidend.

- Erörtern Sie mit Ihrem Partner, was Ihnen am Sex genau gefällt. Nicht alle Männer wissen, dass es Frauen auch auf Zärtlichkeit ankommt. Männer haben, geprägt durch Pornos u. ä., manchmal eine falsche Vorstellung von Sex. Die dort übliche Betitelung des Penis mit Bezeichnungen wie: „Dampfhammer, Lanze, etc." erzeugt auch im Mann eine übersteigerte Erwartungshaltung an sich selbst. Machen

Sie Ihrem Partner klar, dass für Sie nicht nur das „Raus und Rein“ guten Sex ausmacht, sondern Ihnen auch andere Techniken und Zärtlichkeiten Spaß und Freude bereiten.

- Unterschiedliche Stellungen bieten unterschiedliche Reize. Die Stellung, in der der Mann hinter der Frau kniet und sie von hinten penetriert (die A Tergo Stellung s. Abb. 15 u. 17) wird von Männern allgemein als sehr erotisch empfunden. Die Klitoris der Frau wird in dieser Stellung aber kaum stimuliert. Stellungen, in denen die Frau ihre Beine weit öffnet, sind in der Regel für den Mann reizärmer, da der Druck der Scheide auf den Penis abgeschwächt wird. Das Auftragen von Gleitmittel kann diesen Effekt erhöhen und beim Mann einen späteren Orgasmus bewirken.

- Fragen Sie Ihren Partner, was ihm besonders gut an Ihnen gefällt und reduzieren Sie diese Reize etwas. Viele Männer finden es z.B. extrem erotisch, wenn ihre Partnerin beim Sex stöhnt oder schreit. Eine Reduzierung genau dieses Reizes kann dann verzögernd wirken. Die Erregung des Mannes ist mit einem Topf zu vergleichen, in den alle Reize hinein gegeben werden. Irgendwann läuft der Topf über und es kommt zum Orgasmus. Setzen Sie einige Reize weniger stark oder erst später ein, setzt auch der Orgasmus später ein.

- Das Vorspiel wird von Männern und Frauen nicht immer gleich empfunden. Frauen finden es sehr schön, erst gestreichelt zu werden, damit die Scheide zur Aufnahme des Penis feuchter wird. Männer hingegen müssen sich in dieser Phase sehr zurückhalten und wollen meist sofort eindringen. Ist der Partner schon beim Vorspiel so erregt, dass er (fast) kommt, ändern Sie das Vorspiel. Verzichten Sie darauf, den Penis Ihres Partners zu berühren oder ihn sonst zu stimulieren. Diese Reize können einfach schon so stark sein, dass ein Orgasmus ausgelöst wird.

- Ist der vorzeitige Samenerguss bereits zum ständigen Bestandteil Ihrer Beziehung geworden, hilft unter Umständen eine komplette Änderung Ihres gewohnten Sexualverhaltens. Für viele Männer ist nämlich genau das Ritual der Stress erzeugende Faktor. Wenn Sie z.B. vor dem Sex schon nach einem Kondom in der Schublade suchen, denkt Ihr Partner schon an das, was jetzt kommt. Er erwartet nun von sich, dass bei ihm alles funktionieren muss. Der Teufelskreis beginnt. Versuchen Sie aus diesem Grund einmal den Ablauf Ihrer sexuellen Handlungen zu ändern. Spielen Sie in diesem Fall vielleicht einfach an ihm herum und rollen dann selbst das Kondom über seinen Penis, wenn er es gar nicht mehr erwartet. Es gibt unzählige Methoden, das Sexualleben variabler zu gestalten. Nutzen Sie sie!

Nachwort

Viele Wege führen nach Rom, heißt es. Und das gleiche gilt auch für die Behandlung des vorzeitigen Samenergusses. Was bei einem Mann sofort wirkt, muss nicht auch beim anderen helfen. Lassen Sie sich mit den Übungen Zeit und erwarten Sie nicht eine sofortige Besserung. Es kann einige Tage dauern, bis Sie sich sicherer im Anwenden der Techniken fühlen. Setzen Sie sich auf keinen Fall unter Druck, wenn etwas einmal nicht so klappt, wie Sie es sich vorgestellt haben. Wohlwollen mit sich selbst ist das Ziel!

Durch die beschriebenen Methoden und die Übungen haben Sie auf jeden Fall die besten „Werkzeuge" in der Hand, um das Problem selbst in den Griff zu bekommen. Viele Männer berichten nach Einübung der beschriebenen Techniken über eine allgemeine Verbesserung ihres Sexuallebens. Auch das Verhältnis zu Ihrem Partner wird dadurch positiv beeinflusst. *Ejaculatio praecox* hat die besten Heilungschancen! Lassen Sie sich nicht entmutigen!

Ich wünsche Ihnen eine glückliche Zukunft!

Ihr Jan Aalstedt

Literatur

Aschka, C. (2000): Sexuelle Funktionsstörungen bei Männern in der Hausarztpraxis (Inaug. Diss.); Göttingen

Brown, D. W. (2004): Partnermassage. Von der heilenden Kraft der Zärtlichkeit; Müller

Dieme, C. (2003): Vorzeitiger Samenerguss; Stillwasser Verlag

Dresser M. J. et al. (2006): Int. J. of Impo. Res. Vol. 18, 104 – 110

Fahrner, E. (2002): Sexualtherapie; Hogrefe

Franke, R. (2005): Sorgenfrei in Minuten; Ansata

Hanel, M. J. (2003): Ejaculatio praecox, Therapiemanual; G. Thieme Verlag

Hartmann, U. (2004): Arbeitsbereich Klinische Psychologie in der Abteilung Klinische Psychatrie und Psychotherapie; Psychologische Medizin, MHH Forschungsbericht

Hoffmann, B. (2004): Handbuch Autogenes Training. Grundlagen, Technik, Anwendung; Dtv

Joannides, P. / Zubeil, R. (2002): Wild Thing; Goldmann

Kockott, G. (2000): Sexualstörungen des Mannes; Hogrefe

Langen, D. (2001): Autogenes Training; Gondrom

Masters, W. H. / Johnson, V. E. (1966): Human Sexual Response; Little Braown & Co.

Masters, W. H. / Johnson, V. E. (1973): *Impotenz und Anorgasmie; Goverts Krüger Stahlberg*
Mehtin, A. et al. (2005): *Urologia Internationalis 75 231-234*
Paget, L. (2001): *Der Super-Orgasmus; Goldmann*
Pfreunder, M. J. (2005): *Schon wieder zu früh …; Integrative Weiterbildung*
Pschyrembel, W. (1994): *Klinisches Wörterbuch; de Gruyter*
Riley, K. (2006): *Tantra-Sex; Goldmann*
Schneider, H. (2002): *Ob Mann zu früh kommt, lässt sich nicht mit der Stoppuhr messen; Ärzte Zeitung*
Semans, J. (1956): *Premature ejaculation; Southern Medical Journal*
Sigusch, V. Hrsg. (2000).: *Sexuelle Störungen und ihre Behandlung; G. Thieme Verlag*
Sigusch, V. (1979): *Sexualität und Medizin; Kiepenheuer & Witsch*
Sommer, F. (2001): *Studie in der Urologischen Klinik im Klinikum der Universität Köln; Aktuel. Urol. 32, 435*
Zilbergeld, B. (1999): *Männliche Sexualität; dgvt*
Zilbergeld, B. (2000): *Die neue Sexualität der Männer; dgvt*

Weiterführende Informationen im Internet

www.impodoc.de
www.impotenz-selbsthilfe.de
www.sexualberatung-online.de
www.vorzeitige-ejakulation.de

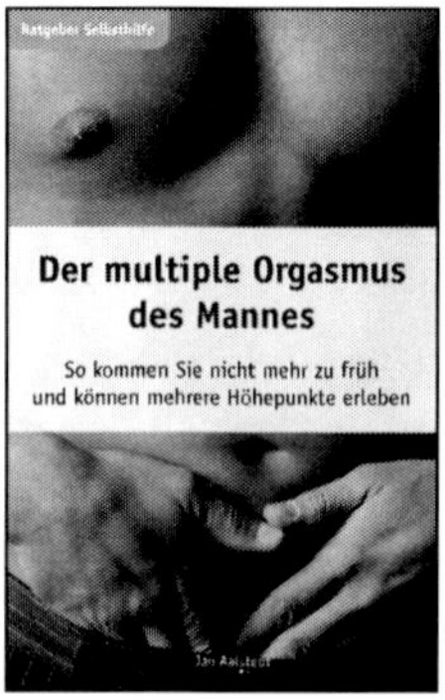

Der multiple Orgasmus des Mannes

Mit ihrer Partnerin einen gleichzeitigen Orgasmus zu erleben, gehört für viele Männer leider nur zum Wunschtraum. Sie kommen beim Sex meist zu früh und sind dann so erschöpft, dass sie ihrer Partnerin keinen befriedigenden Orgasmus mehr ermöglichen können. Wäre es nicht wunderbar, wenn sie die Erektion trotz Orgasmus aufrechterhalten und einen oder weitere Höhepunkte mit ihrer Partnerin zusammen erleben könnten?

Aalstedt, Jan
Der multiple Orgasmus des Mannes. So kommen Sie nicht mehr zu früh und können mehrere Höhepunkte erleben
ISBN 978-3833451041

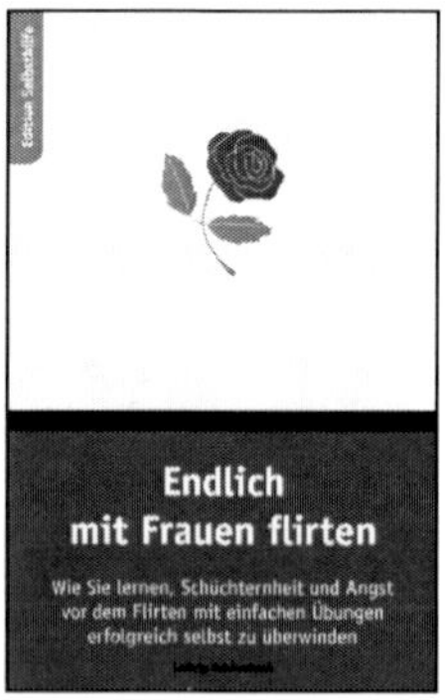

Endlich mit Frauen flirten ...

Haben Sie Schwierigkeiten damit, eine Frau anzusprechen und mit ihr zu flirten? Trauen Sie sich nicht, den ersten Schritt zu tun? Verläuft Ihr Leben bisher eher still und passiv? In diesem Buch werden Sie erfahren, wie Sie mit einfachen Übungen Schritt für Schritt Ihre Schüchternheit selbst überwinden können. Sie lernen, wie Sie in Zukunft immer selbstsicherer werden und ein gesundes Selbstvertrauen trainieren können.

Reichenbach, Ludwig
Endlich mit Frauen flirten – Wie Sie lernen, Schüchternheit und Angst vor dem Flirten mit einfachen Übungen selbst zu überwinden
ISBN 978-3833443794